進化する
歯科のチカラ

株式会社オール・デンタル・ジャパン
木下英明　廣田祥司
KINOSHITA HIDEAKI　HIROTA SHOJI

歯科医療最前線で闘う
12人のプロフェッショナル

幻冬舎MC

進化する歯科のチカラ

歯科医療最前線で闘う
12人のプロフェッショナル

そもそも歯科のチカラとは

「お腹すいたなぁ」いい匂いが漂ってきて、お腹がグゥッと鳴って、美味しそうな食べ物が目の前に！　日常のことですね。

食べ物は口から摂取します。口の中で細かく噛み砕かれ、飲み込まれ、胃や腸で吸収されて身体の血となり肉となります。

みんなで食事をとり、おしゃべりして笑い、楽しく運動する。そんな当たり前のことが口腔の周囲環境が壊れてしまうと元に戻らないこともあります。上手くいっていない生活習慣が病を引き起こし、身体機能が早期に衰えてきてしまう原因になることもあります。健康は〝健口〟から始まります。口は栄養をとり込むだけでなく、容姿やコミュニケーションにも重要な影響を与えます。

歯科は、より永くパーソナルなことに関わり、健康寿命を延ばして充実した生活を送るための、「あなたの良き伴走者」になることができるのです。街の健康ステーションである歯科医院には皆様が知らない世界が拡がっています。いろいろな歯科医院の世界をご紹介します！

はじめに

自分の唾液だけで初期の虫歯が治る。

歯周病によって溶けてしまった歯肉や骨が再生する。

自分の歯を凍結保存し将来移植する。

このように、現在の歯科治療は驚くほど進化しています。しかもこれは一部の大学病院のような高度な医療機関だけで受けられる治療ではありません。身近にある歯科クリニックで気軽に受けられるのです。

冒頭に挙げたような先進的なもの以外にも、歯科治療は進化を遂げています。例えば痛みを感じない治療であれば軽い麻酔で眠ったまま行うことができますし、歯列矯正であれば着けていても目立ちにくい透明なマウスピースを使って、従来よりもはるかに短期間で行えるようになっています。また、体調に不安がある高齢者の治療をより安全に行うために、内科と連携して進めるなど、日進月歩で診療・治療技術は発展し続けています。

しかし、日々、試行錯誤により技術力を高め続けている歯科医師たちの活躍はあまり知られていません。

そこで、今回、12人の気鋭の歯科医師が、最新の治療法を解説し、進化する歯科の現状を知ってもらうために、本書を出版することになりました。

全国には優れた歯科医師がたくさんいます。日々新しい治療法を導入し、設備を整え、患者さんにより快適で精度の高い治療を提供しています。しかし、横のつながりが少なく、情報を共有し合い、技術を研鑽するような場がありませんでした。

そこでオール・デンタル・ジャパン（ＡＤＪ）は「よりよい歯科医療環境を創造する」ことを目的として、２０１８年に設立しました。会員制のボランタリーチェーンとして、歯科医師同士のネットワークを組織することで、歯科医師の技術向上や情報共有に寄与して、患者さんへ最良の治療を提供しながら、歯科医院の経営をサポートしています。

今回、登場する12人の歯科医師もＡＤＪの会員です。

皆さんが本書で最新の歯科医療への理解を深め、歯と体の健康のためにも、最良の歯科を選んで、積極的に活用して生活をより豊かにしていただくことを願っています

令和3年10月

株式会社オール・デンタル・ジャパン

目次

第2章　12人のプロフェッショナルが語る歯科医療最前線

第3章　歯科業界の発展に向けて

株式会社オール・デンタル・ジャパン　代表取締役
木下英明　廣田祥司

第1章

進化を続ける日本の歯科医療

株式会社オール・デンタル・ジャパン　代表取締役
木下英明　廣田祥司

歯科医院の数は決して多くない

皆さんは「歯科医院はコンビニエンスストアよりも多い」という話を聞いたことはないでしょうか。

確かにここ30〜40年ぐらいで、日本の歯科医師人口は5万人から10万人へと倍増しています。それに伴って歯科医院数も倍になり、現在は全国で約6万8000もの施設があります。

歯科部を有する大学も1952年以降は急増し、29校になりました。

こういった状況から、「歯科医院はコンビニエンスストアよりも多い」といわれ、歯科医院の数が過剰であるような印象を受けることもあるでしょう。

しかし、これは誤解です。

そもそも歯科医院がコンビニエンスストアよりも少なかった時代はなく、歯科医院がコンビニエンスストアより多いのは今に始まったことではありません。なお、東京都でいうと、コンビニエンスストアは約7800軒、歯科医院は1万施設ぐらいあります。

ただ、歯科医院と歯科医師の数は過剰なのかというと疑問が生じます。

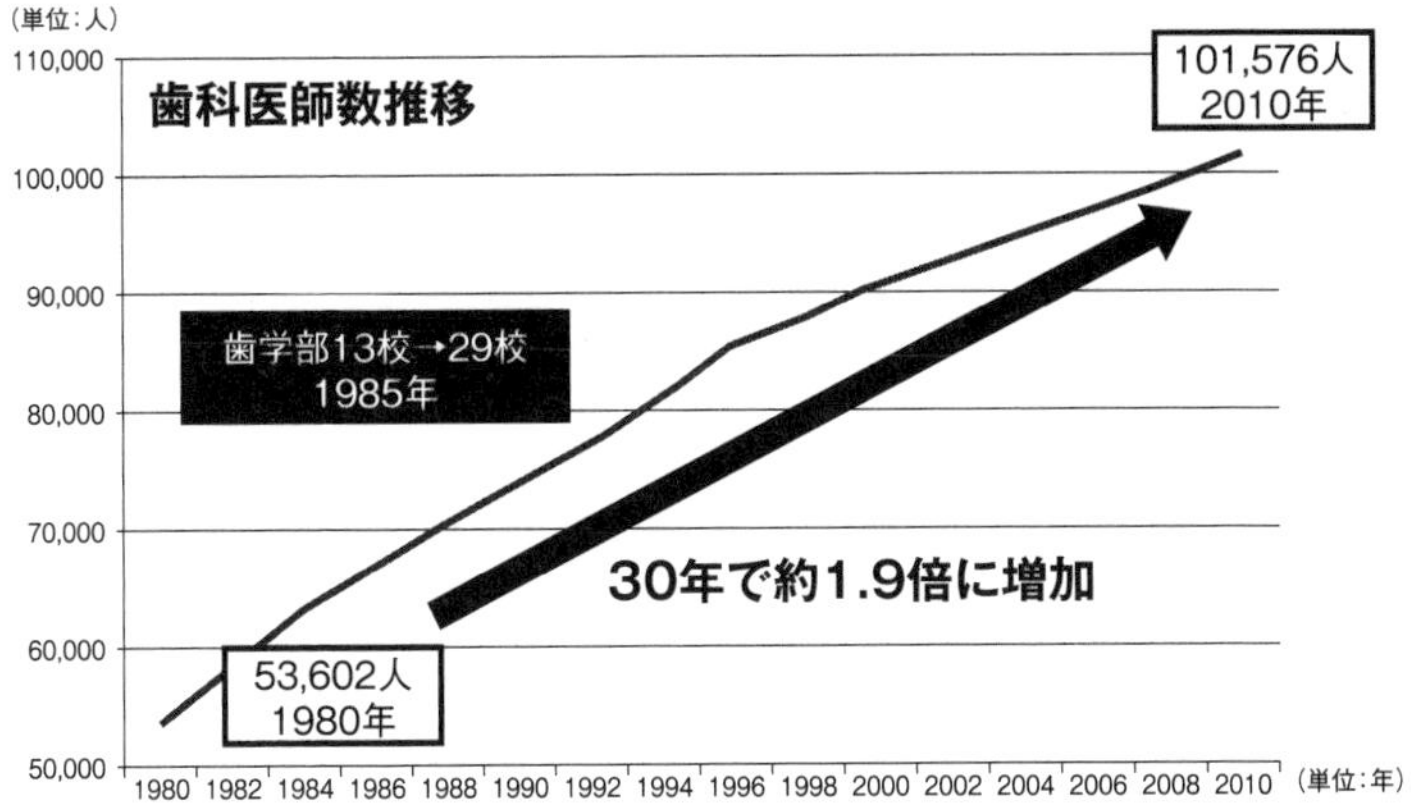

厚生労働省「医師・歯科医師・薬剤師調査」より

2010年には歯科医師総数10万人を突破

日本では歯科医院に継続して通う患者さんの数が少ないので議論が起こりやすいのですが、北欧のように、しっかり通う人たちが増えれば、歯科医院の数はむしろ足りないくらいなのです。日本では「歯科医院は虫歯になったり、痛みが出たりしたときに通うところ」と考えている人が多く、予防のために定期的に通う人は少ないのが現状です。

予防やメンテナンス（歯周病を発生させず、健康な歯を維持するための治療）で歯科医院に通う患者さんがもっと増えれば、そういった議論は起こらなくなるでしょう。

近年は、歯周病の菌が全身の健康に影響することがわかってきており、糖尿病や認知症との関連も指摘されています。

体の健康のためにも、定期的に歯科医院に

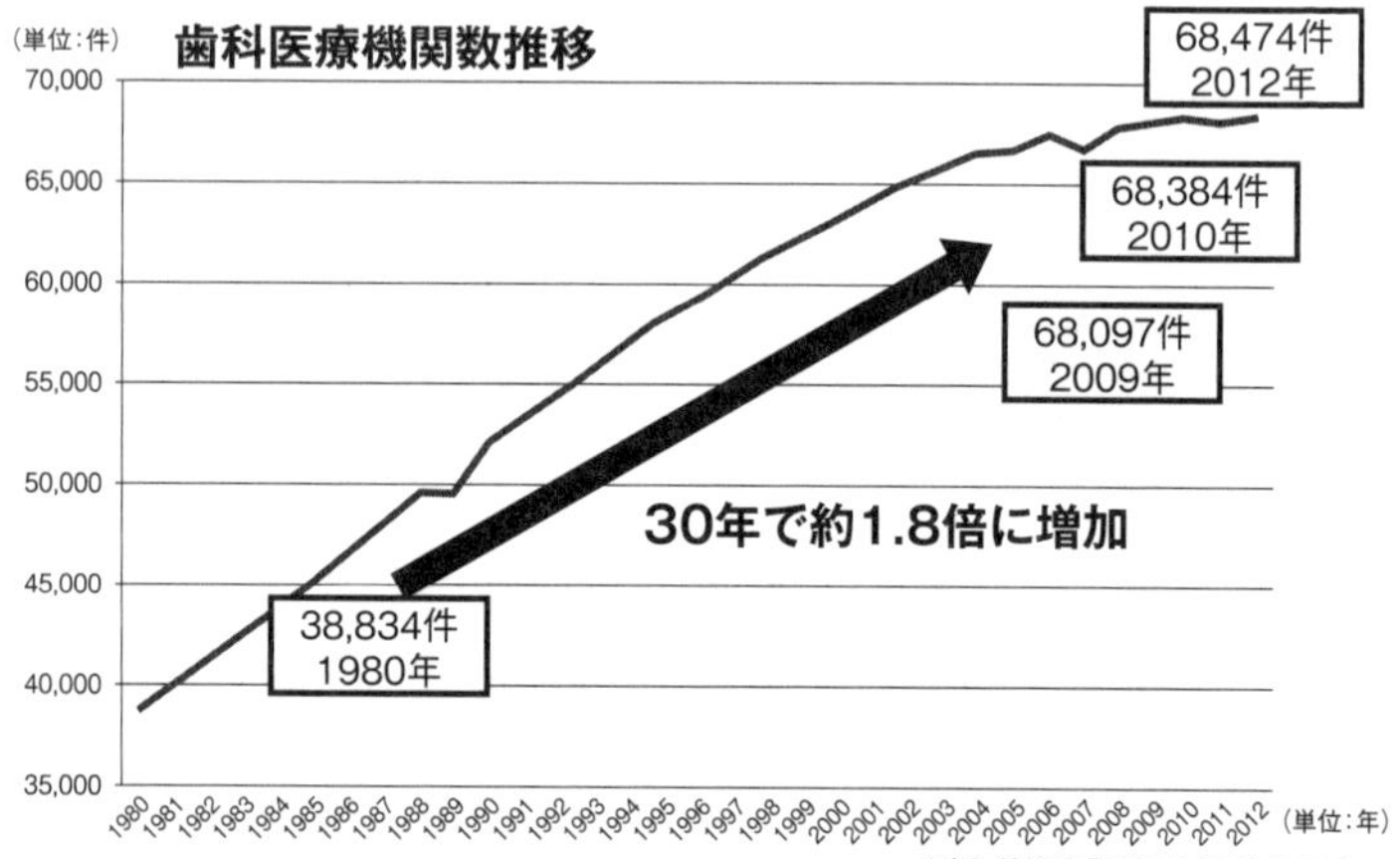

厚生労働省「医療施設調査」より

2009年には歯科医院数68,000件を突破

通って、虫歯や歯周病を予防することが大切になります。

また、歯科医師の高齢化も進み、その人たちがごっそり退いたときには、歯科医師が足りなくなるだろうといわれています。

今の日本の歯科医院の数は決して多くないといえるのです。

日本でも予防歯科が普及しつつある

日本では、かつて予防を目的に歯科を受診する習慣が、基本的には「歯が痛くなってから歯科医院へ行く」という考え方が一般的でした。それでは治療にかかる期間が長くなって、費用も高くなり、また年を重ねるごとに残っている歯の本数も減ってしまいます。

過去１年間に歯科健康診査を受けた人の割合

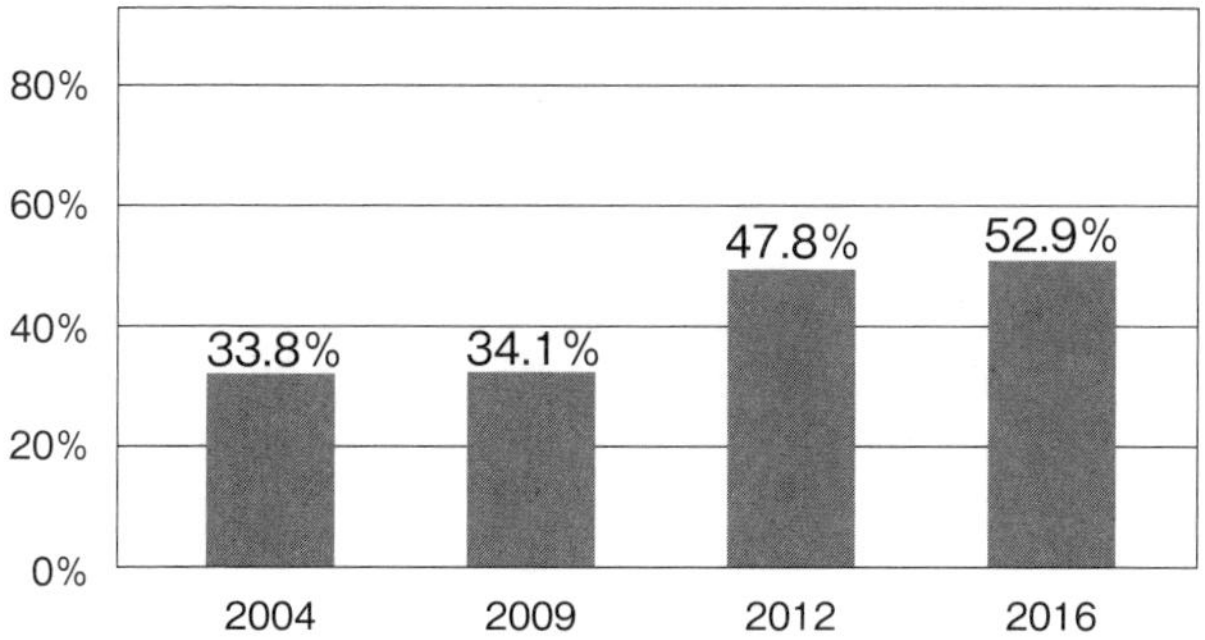

出典:厚生労働省「行政歯科保健担当者研修会資料」

アメリカやヨーロッパでは、痛みや不快感などが生じる前に歯科医院へ行く習慣があります。具体的には、定期的に歯科を受診し、口の中の予防やメンテナンスをするのです。そうすることで、虫歯や歯周病を早期に発見し、軽症の段階で治療を開始することが可能となります。

しかし、最近では日本の歯科医院でも予防に力を入れているところが増えてきました。定期検診の受診を推奨し、フッ素塗布やブラッシング指導を実施することで、虫歯予防や歯周病予防のサポートをしています。その結果、日本人全体の虫歯の本数が減少したり、高齢になっても多くの歯を残せたりするなど、良い影響が認められています。それでも、欧米と比較するとまだまだ意識に大きな

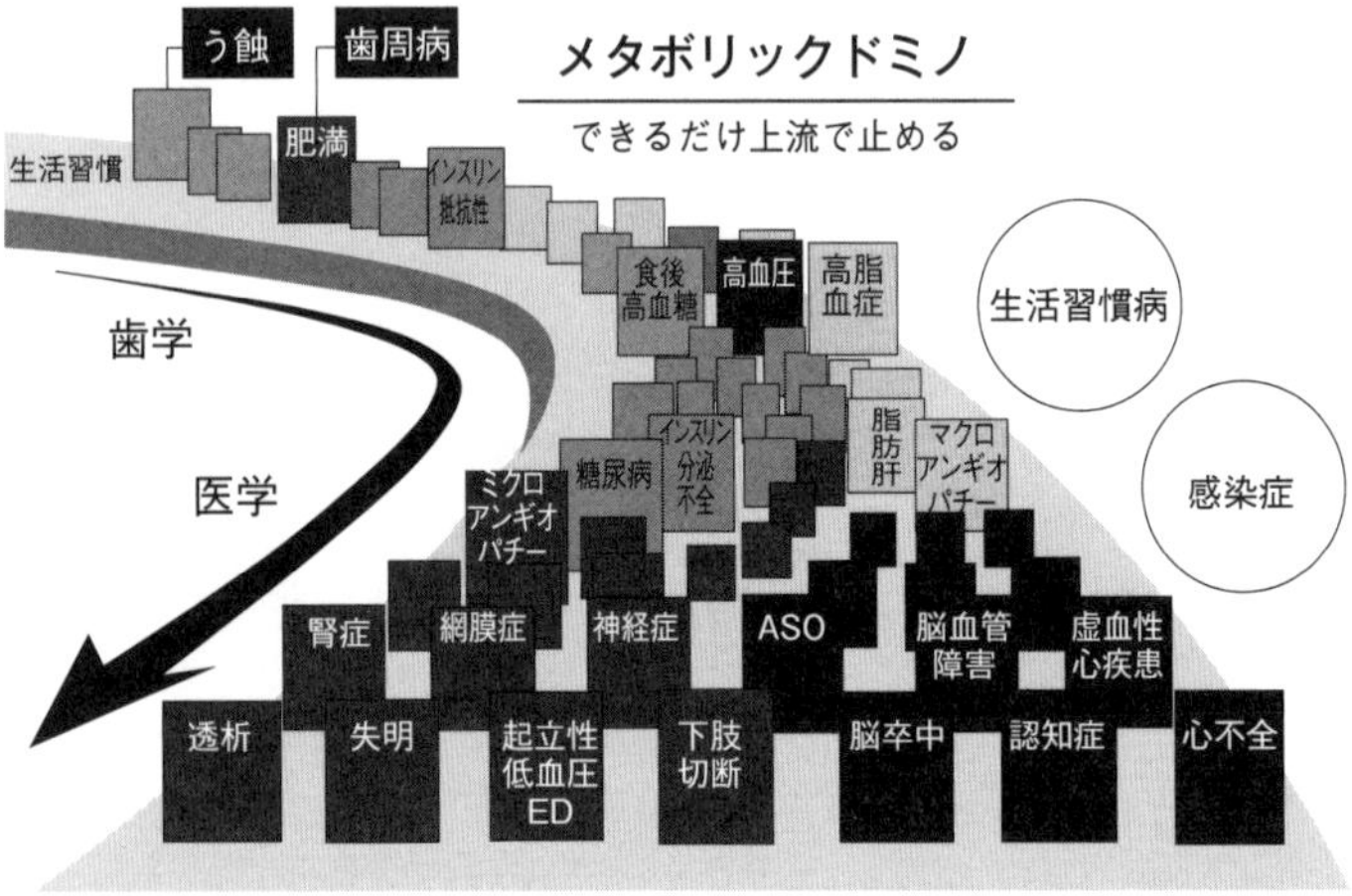

違いがあることは否めません。

歯周病とメタボリックドミノ

口腔内の健康管理をおろそかにすると、体の健康にも影響を及ぼします。

「メタボリックドミノ」という言葉があります。

メタボリックシンドローム、いわゆるメタボは、内臓脂肪型肥満であり、高血圧、脂質代謝異常、高血糖のいずれか2つ以上を併せ持った状態を指します。

メタボは日々の生活習慣が原因で起こります。食生活の乱れ、運動不足、過度なストレスなどがメタボを引き起こし、糖尿病や心臓病、脳卒中を発症しやすくなります。これらの病気などがドミノ倒しのように発症していくさまを「メタボリックドミノ」と呼びます。

なかでも増加傾向にある高血圧、糖尿病、心筋梗塞、脳梗塞などの病気の入り口には歯周病や虫歯といった歯科疾患があります。つまり、歯科疾患はこのドミノの最初の位置にあり、ここで最初のドミノを倒さないことが、体の重大な病気を引き起こさないためには重要となってくるのです。

歯と全身には深い関係があることがもっとわかると、予防やメンテナンスに力を入れる人も増えるのではないかと思います。

最近は、国の社会保障費が高騰し医療費の削減が叫ばれるようになっており、無駄な治療による医療費を増やさないようにするために国を挙げて予防を奨励する動きもあります。

健康長寿のための歯科医療の重要性

現在、歯科では、医科との連携によって保険点数の算定項目が増えていますが、これは厚生労働省が歯科の重要性に注目していることにほかなりません。高血圧や糖尿病などの基礎疾患がある人を管理して治療することや、高齢者の死亡原因において多くの割合を占める「誤嚥性肺炎」と非常に関連が深い「摂食嚥下障害」「口腔機能低下症」に対する検査や治療も歯科の保険診療で認められるようになりました。

今まで虫歯の治療を行うだけだと思われていた歯科医院が、近年は口腔内の健康を管理し、健康になるための入り口としての歯科医院に変化してきました。口の中を見ることで、体の不調がわかることも多く、歯科医療は重大な病気を予防するための最前線になります。

患者さんが高齢の場合、診察前に血圧や脈拍を測定するなど、健康状態を把握してから治療する取り組みを行うところも増えています。高齢者への栄養指導を行っている歯科医院もあります。

今後、歯科は「街の健康ステーション」のような役割を果たしていくのではないかと考えられます。

８０２０運動の成功で歯が残っている人が増えた

海外に比べて、予防やメンテナンスで歯科医院に通う人が少ないとはいえ、日本人の口腔環境は昔に比べると良くなっています。その要因の一つに「８０２０運動」があります。

これは、１９８９年（平成元年）より厚生省（当時）と日本歯科医師会が推進している

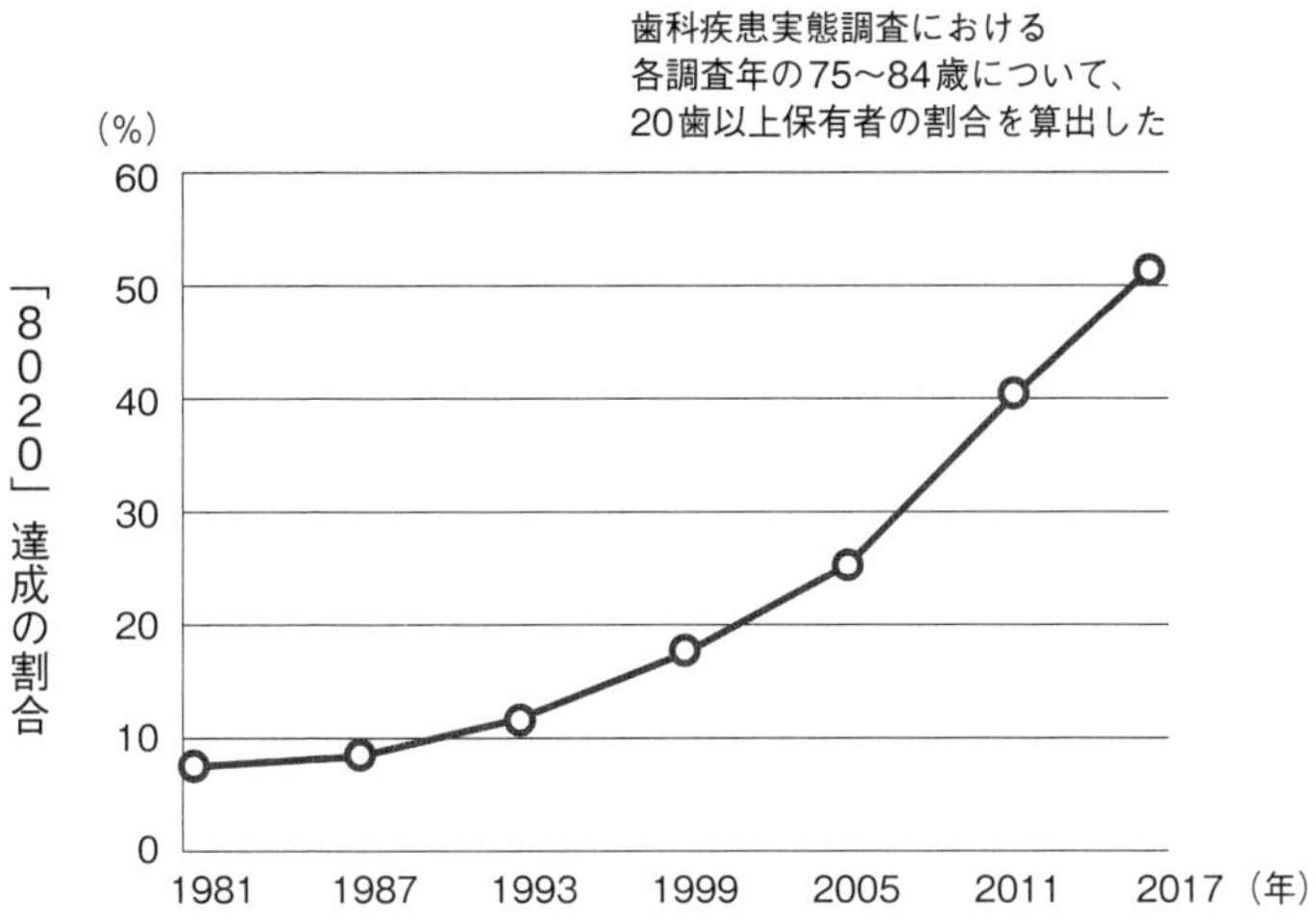

「80歳になっても20本以上自分の歯を保とう」という運動です。

20本以上の歯があれば、自分の歯で食べる楽しみを味わえ、高齢になっても栄養が取りやすく、健康寿命を延ばすことにもつながります。

80歳で歯が20本残っている人は、１９８０年代は８％程度でしたが、２０１７年には50％を超えました。これは歯科の役割における大きな進歩です。

また、子どもの虫歯も減っています。12歳時の虫歯の数は、１９８４年は１人あたり平均４・75本でした。しかし２０１８年には０・86本と大きく減少しています。

この背景には、国民への啓蒙が成功していることと、歯を残すための技術が進んだことも関係していると思います。

開業医よりも勤務医の人気が上昇

一昔前は歯科大学の学生のうち、7割が男子学生、3割が女子学生くらいの割合でしたが、現在では女子学生が全体の半数を占めるようにまで増加しています。

「女性の歯科医師がよい」という患者さんもいますし、男女格差をなくすという観点からも、女性の歯科医師が増えるのはよいことだと思います。

一方で、女性の歯科医師は開業せずに、勤務医としての働き方を好む傾向があります。これは、出産や育児と仕事の両立をするため、勤務医のほうが、短時間勤務やフレックスなどがしやすいという点があるからでしょう。

そのため、今後、女性の歯科医師の割合が増えることで、開業医よりも勤務医が増えていく可能性があります。

厚生労働省が卒業したての研修医にアンケートを取っています。

「10年後の自分がどこで何をしているか」という問いに対して、5年前、10年前のアンケートでは、8割が「開業している」と答えていました。

令和元年度　臨床研修修了者アンケート調査結果

○予想する10年後の働き方（複数回答）

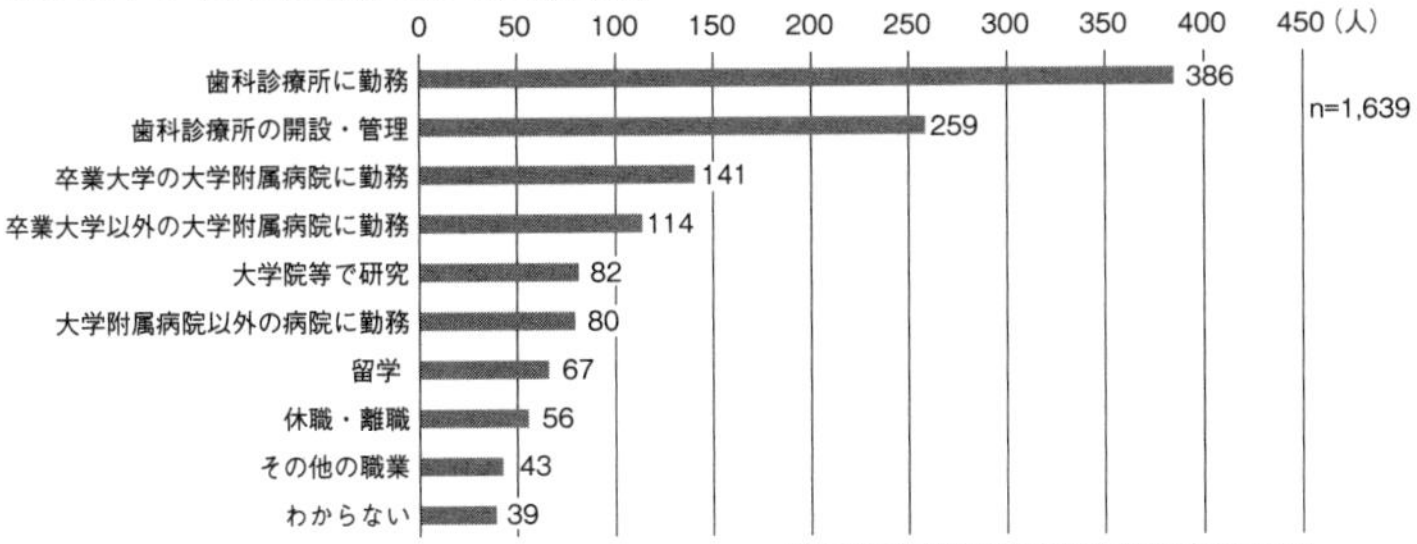

資料：厚生労働省「医師臨床研修制度」のHPより

しかし、最新のアンケートデータを見ると、半数以上が「勤務医になっている」と答えています。

これは、「勤務医のほうがリスクを負わずに安定した収入を得られるので安心」と考える人が増えているからでしょう。

歯科医院の数は減り、歯科医師が多く所属する大きなクリニックが増える、ということも予想されます。

そもそも歯科医師が10万人いて歯科医院が6万8000軒あるということは、約7割が開業していることになります。

医科の場合は開業している人の割合は歯科と比較して少ないため、これは歯科の特徴といえます。

今後は大型の歯科医院に勤める勤務医と開業医の二極化が進むことが予想されます。

二極化が進んでも、おのおのの歯科医師が情報を共有しながら発展していき、歯科医療全体が活性化していくことが理想です。

患者さんの口の中も二極化する

実は、歯科医院だけでなく、歯科に通う患者さんも二極化しています。健康の意識が高く、口腔内がきちんと管理されている人と、定期的に歯科医院に通わず、虫歯や歯周病を悪化させて歯を失ってしまう人という二極化です。

私たち歯科医師は、口の健康に関する関心が低い方にも通院していただきやすい環境をつくり、すでに口の中の健康の管理が行き届いている方には、それを維持していく手助けをしていきます。

今は超高齢社会となり、歯科の訪問診療の需要も増えています。かつては高齢になると歯がなく、入れ歯の人がほとんどでした。しかし、８０２０運動の成果もあり、高齢でも歯が残っている人が増えました。

歯があるのは良いことですが、歯があるからこそ、それを管理しなければいけない難しさも出てきました。うれしい悩みではありますが、寝たきりになったり、認知症になったりしたときの口腔の健康管理が今後、重要になってくるでしょう。

患者さんのニーズに応える歯科が増えている

ご存じのように日本の歯科では、保険診療と自由診療があり、一部を除き、歯列矯正やインプラントは保険診療の適応にはなりません。保険診療では歯の素材も選べるものが限られています。

一方、自由診療では選べる素材が増え、治療メニューも多く、患者さんの多様化したニーズにも応えることができます。かつて歯科は、保険診療の治療が中心で、診療時間は9時～17時までといったところが一般的でした。

しかし、今は現代人のライフスタイルに合わせて、24時間営業や年中無休といった歯科医院もあります。忙しい人のために1日で歯が入るワンデーセラミックやワンデーインプラントができる歯科医院も登場しています。技術が進歩し、デジタル化も進み、「痛くない治療をしたい」「できるだけ歯を残したい」といったニーズにも対応できます。

歯科と歯科、歯科と医科の連携も以前と比べると増えており、専門医を紹介してもらいやすい環境も整ってきました。昔は地方の歯科医院が最新の技術、治療を学ぶのは大変でしたが、今ではオンラインでセミナーを受講することも可能です。都心と地方で情報の格差が減り、全国どこへ行っても高い技術の歯科医療が受けられるという時代になりつつあるといえます。

今回、ご紹介している12人の歯科医師も、新しい技術を研究し、従来の歯科の役割を超えた取り組みを推進し、患者さんに「こんな歯科があってよかった！」と思っていただけるところばかりです。

例えば、次のような悩みのある患者さんに対応しています。

・根管治療…症状が改善しない、歯を抜きたくない
・静脈内鎮静法…歯科治療が怖い、不安がある
・スウェーデン式治療…歯周病を徹底的に治したい
・凍結保存…自分の歯を使いたい、抜いた歯を保存したい
・再生療法…残っている骨を再生させたい
・唾液を増やす…虫歯を削りたくない
・ワンデーインプラント…1日でインプラントを入れたい
・ザイゴマインプラント…あごの骨がなくてもインプラントを入れたい
・町を盛り上げる歯科…なんでも相談できる身近な歯科医院に行きたい

・多機能型歯科…専門医がいて、教育機関でもあり、多職種連携を実施している
・医科歯科連携…口の中の疾患でどの科に行けばいいのかわからない

こういった患者さんのニーズに対応した多様な歯科医院の登場は、歯科治療の未来を明るく導いてくれるでしょう。ぜひ本書を読んで、進化した歯科治療の知識と情報を身につけていただければと思います。

また、少子高齢化の進展、生産年齢人口の減少により、生産実行も下がっていく現代において、一人ひとりの歯科医師の価値観を高めていく必要があります。そして業態にこだわらない運営や新たな歯科技術・歯科医療器などを歯科医師のアイデアと企業との取り組みによって開発し、持続可能な地域歯科医療に貢献していきたいと考えています。

第2章

12人のプロフェッショナルが語る歯科医療最前線

【根管治療のチカラ】
「根管治療」で歯を抜かずに治す

歯内療法専門院　たぶち歯科
田渕康允

日本の根管治療の成功率が低い理由

「歯が痛くて治療をしたけれど、症状が改善しない……」

そんな悩みを抱えてくる患者さんが多いのが、根管治療の分野です。

根管治療の根管とは、神経の通り道を指します。根管治療は歯内療法とも呼ばれ、読んで字の如く歯の中の神経にまつわる治療です。根管治療は、壊死《えし》した神経を取り除き、細菌感染した根管を消毒する処置や、重度な炎症を起こしている神経（歯髄炎）を部分的に除去し健康な神経を残す処置、そして一度根管治療を施した歯が再び根の先に病気（根尖《こんせん》性《せい》歯周炎）ができてしまった際に行う再根管治療など、病気の歯を抜いてしまうのではなく、痛みなどの症状を取り除き、病気を治し、歯の保存を試みる治療になります。

根管治療は、一般的な歯科医院で保険診療の範囲でも行われています。しかし、保険診療の範囲で行える治療はコスト的・時間的にも限定され、痛みが再発する人も後を絶ちません。

神経や根の先の病気の原因は細菌感染です。歯の中に起きた細菌感染を取り除き、治療後も再び細菌感染が起こらないようにするために、根管治療を徹底的に行うには、コストも時間も労力もかかります。

私は根管治療の専門医で構成されるスタディグループ「Penn Endo Study Club in Japan」の根管治療専門医育成プログラムに参加し、継続的に研鑽を続け、このスタディグループが定める認定医を取得しました。そして、自由診療で専門的な根管治療を行うことにしたのです。

私が所属している「Penn Endo Study Club in Japan」では、米国で最も古い歯内療法科の一つであり、現代歯内療法のBirthplaceと言われている、米国ペンシルバニア大学歯内療法科の治療コンセプトに基づいた歯内療法・根管治療を学ぶことができます。

コンセプトに基づいた根管治療は、成功率が90％以上であることが分かっていますが、日本の根管治療の成功率は50％程度であるといわれています。

その理由は、細菌感染を可能な限り取り除くために必要なことがなされていないという、日本の保険治療の限界があります。

根管治療に限らず、歯科の治療は圧倒的に再治療が多いです。もちろん、避けられない再治療もありますが、避けられる再治療がとても多いことが残念です。

結果的に被害を受けるのは患者さんです。患者さんの苦しみを減らすためにも、医科のように歯科でも各分野の専門医に診てもらうことが大事だと考えています。

細菌感染を防ぐラバーダム防湿の重要性

当院では、根管治療をするときに、歯にラバーダムというゴムのシートをかけて、治療する歯だけを口腔内から独立させます。

神経や根管にまつわる治療は細菌感染との闘いなので、細菌を入れる可能性があるものはできるだけ排除しなければなりません（これを無菌的処置の徹底といいます）。

そのために最も重要といえるのがラバーダム防湿ですが、日本において根管治療の際に常にラバーダム防湿を行っている歯科医師は5％以下というデータさえあります。

歯内療法学会では「ラバーダム防湿をしないで根管治療を行うのであれば、やらないほ

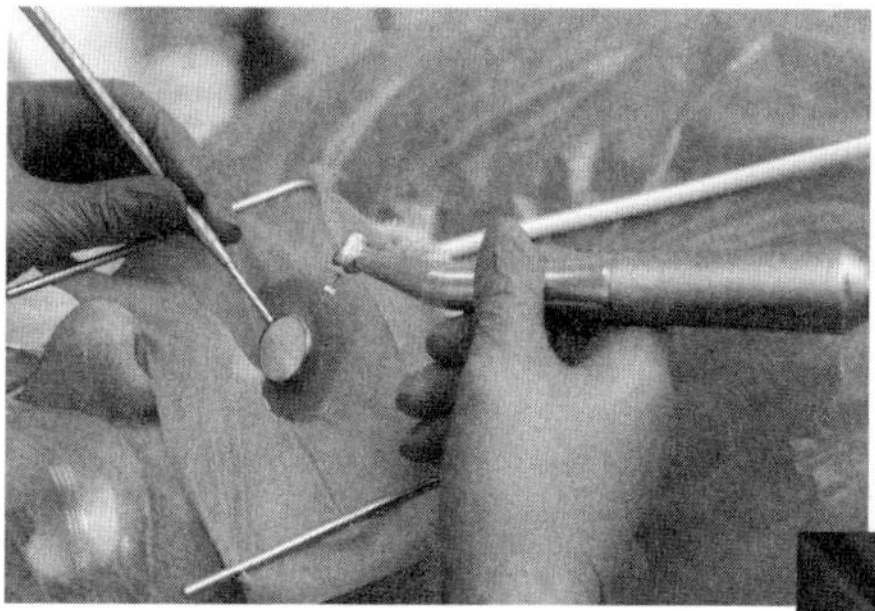

ラバーダム防湿は無菌的処置の第一条件

このように治療する歯を口腔内から独立させる

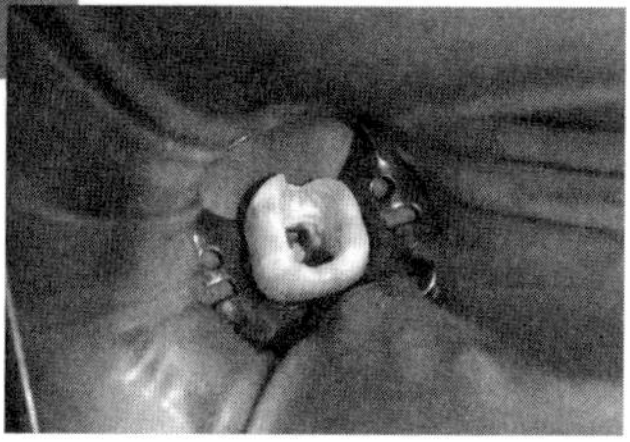

うがいい」と謳《うた》っているくらいなのですが、残念ながらこれが日本における根管治療の現状になります。

　ラバーダム防湿を毎回必ず行うことは、コストと時間がかかります。そして、ラバーダム防湿の有無によって保険の診療点数は変わりません（私が歯科医師になりたての頃はラバーダム防湿には保険点数が付いたのですが……）。そういった点も、保険診療で無菌的処置を遵守した根管治療を行うのが難しい理由になっていると感じています。

　当院では、ラバーダム防湿が必須なのはもちろん、神経や根管を触る器具は可能な限り新品を使います。一度使った器具を洗浄して滅菌したとしても、やはり表面に汚染は残るので、細菌を入れないためにできることはすべて行っております。

細菌を取り除く根管治療

当院における根管治療は1回の治療時間が90～１２０分となり、多くても3回程度の来院で終わります。

根管治療後は、病気がきちんと治るか一定期間経過を見ます。そして、病気が治らなかった場合は、歯根端《しこんたん》切除術や意図的再植術などの外科的に細菌を取り除く処置（外科的歯内療法）の検討を行います。

根管治療や外科処置の際には状況に合わせて麻酔方法を使い分けますので、治療中に痛みを感じることはありません。

また歯科治療に対し不安が強い方には、麻酔の専門医によるもっと深めの麻酔（静脈内鎮静法）を行い治療することも可能です。

根管治療や外科処置を行う際には、マイクロスコープ（歯科用顕微鏡）という最大25倍程度まで拡大できる顕微鏡を使用します。マイクロスコープを通した画像は録画システムで動画と静止画をともに記録できるので、処置前・処置中そして処置後の歯の内部の状況を実際に見てもらい、患者さんが納得しやすい説明を心がけています。

根の先の病気のことを「根尖性歯周炎」といいますが、原因は細菌です。

神経の通り道は主に1～4本ほどあるのですが、正確には歯の根の中で網目状に毛細血管のように広がっています。

その通り道を消毒し、できる限り細菌が少なくなるよう目指すのが根管治療です。

根管内を削って物理的に細菌を取り除く、根管内を薬液で消毒する、根管内に一定期間消毒薬を貼薬するという3つの方法を使って、歯の中の細菌をできるだけ排除します。

また、根管治療が終わったあとには、できるだけ劣化の少ない材料で適合の良いかぶせ物を入れることも、細菌を寄せ付けないで根管の再感染を防ぐために大切です。

根管治療の手順

①問診
主訴、症状の特徴と経過、歯科的・医科的既往歴などを伺います。このステップでは、患者さんが何を望んでいるのかを正確に理解することが重要です。

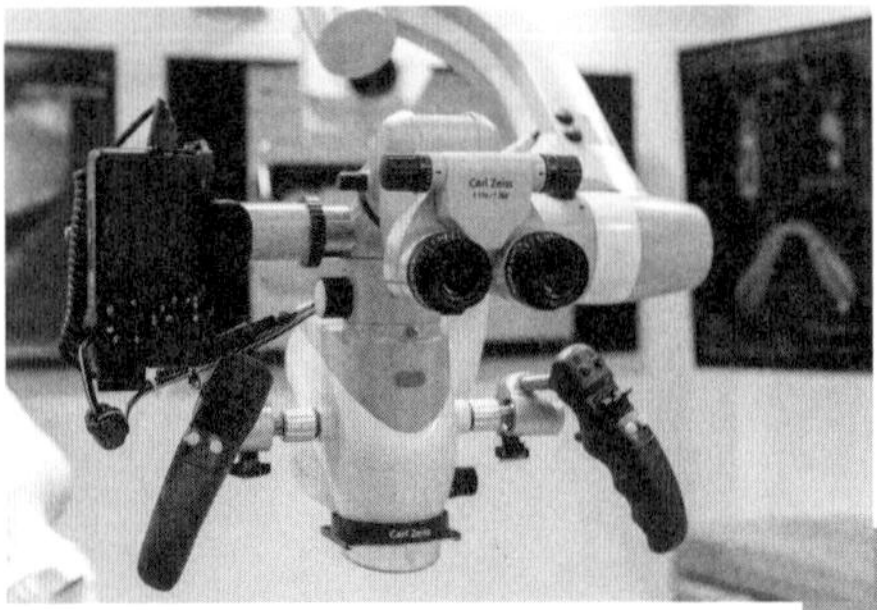

マイクロスコープ（歯科用顕微鏡）

マイクロスコープ使用時

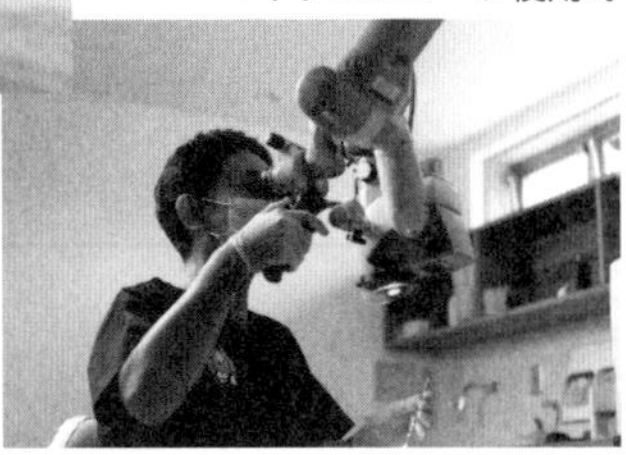

②診査・診断

診査・診断は最も重要なステップになります。すべての医療行為に対していえることですが、正しい診断名がついてこそ適切な処置内容が決まります。歯肉、そして歯の神経と根の先がどういう状態なのかを把握するためいくつかの診査を行います。

例えば、神経に対する診査では、歯に冷たいものや温かいものを当てたり、電気を流したりして、どういう反応があるかを確認します。また、レントゲン写真や歯肉の診査なども行い、必要があればほかの診査も行います。それらの結果を総合的に判断し、神経の状態の診断名をつけます。歯の神経は歯という硬組織の内部にあるため直接見ることができませんので、診査の結果を歯科医師が解釈し、神経に何が起きていてどのような状態にあるのかを考察します。この過程こそ専門的な知識と経験が必要になります。

根の先（根尖周囲組織）の状態についても同様に必要な診査を行い診断名をつけます。このように神経と根尖周囲組織のそれぞれに対し診断名をつけます。

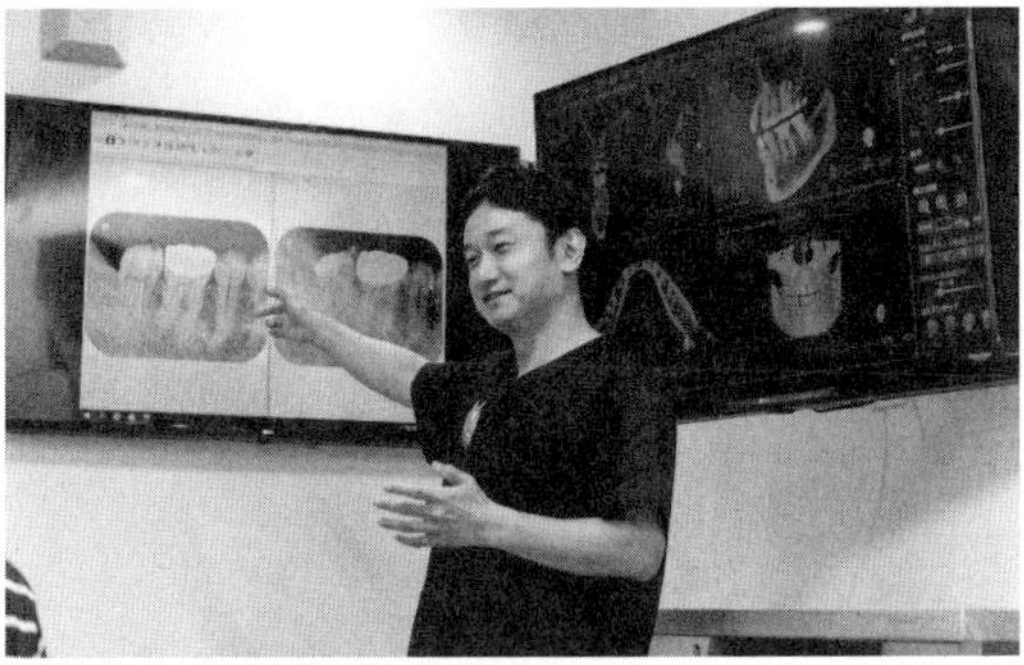

大型モニターを使用して患者さんに説明

また、痛みがあれば、その痛みを再現できるかを試みます。噛んだときに痛い、押したときに痛い、冷たいものを飲んだときに痛いなどの「痛みの再現」を試み、原因の部位を特定します。なぜなら、口の中に痛みを感じていたとしても、歯が原因でないことや、患者さんが訴えている部位が原因ではないことも多いからです。

診断名がついたら、その診断名に対し考えうるそれぞれの処置を提示します。そして、最終的には患者さん自身にどの処置を選択するかを決めていただきます。

③治療

神経や根の先の病気の原因は細菌なので、虫歯や古い

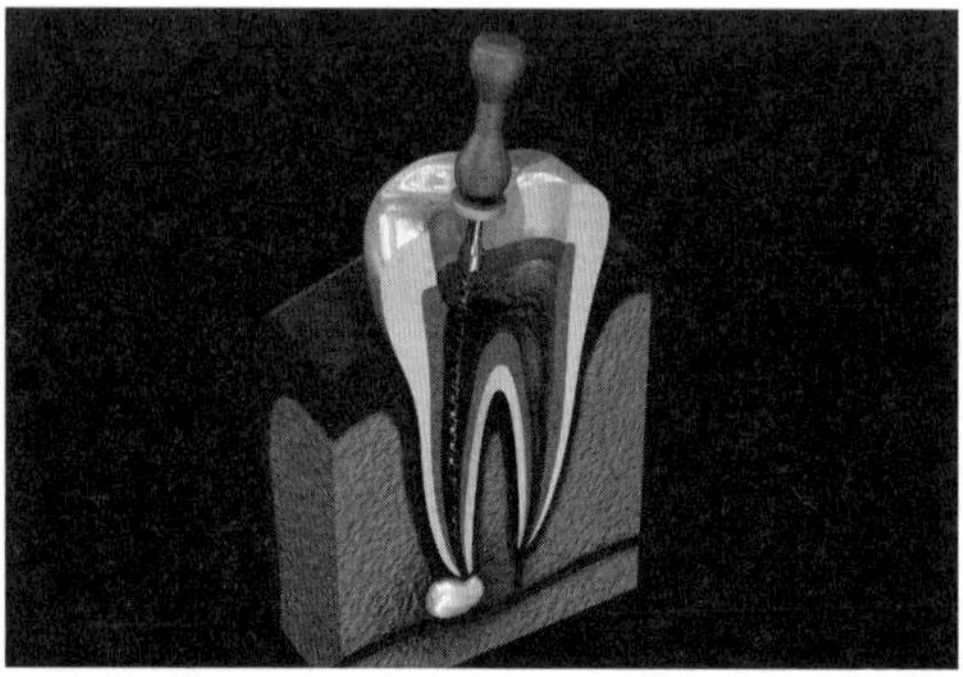

根管の機械的拡大イメージ。大きさの違うファイルを数本用い、根管内を切削拡大する

修復物などの感染源となり得るものを徹底的に除去することから根管治療はスタートします。

もちろん、ラバーダム防湿は可能な限り早い段階で行います。感染源の除去が終わり準備が整ったら、マイクロスコープ（顕微鏡）下で、歯の内部を観察し神経の通り道や根管がどこにあるのか、見逃された根管はないか、感染が残っているのはどこか、などを注意深く探っていきます。

神経の通り道や根管の位置を確認したら、その長さを根管長測定メーターで測ります（作業長の決定）。神経の通り道が合流しているのか、独立しているのか、長さが合っているのかいないのか、逸脱していないか、ということを確認します。

そして作業長まで専用の器具（ファイル）を用いて削り、根管内の細菌を物理的に除去します（根管の機械的拡大）。

また、根管の機械的拡大とともに、消毒用の洗浄液にて根管内をこまめに洗浄したり

（根管の化学的洗浄）、治療が複数回にわたったりするときは、根管内に消毒用の薬を入れ（根管内貼薬）、細菌の再繁殖を防ぐようにします。

　これらの工程において、どの大きさまで、そしてどこまで根管拡大するのか、洗浄液は何をどの濃度で使用し、またどこまで、そしてどのように洗浄するのか、貼薬はどの薬をどの期間使用するのか、などすべてのステップにおいて、科学的根拠に基づいた処置を行っていきます。

　そして、根管内がきれいになったら、最後に薬を詰めて（根管充填《じゅうてん》）、レントゲン写真にて問題がないことを確認し根管治療は終了になります。

　根管治療終了後は、プラスチックや金属などの土台を入れ、必要に応じて一定期間の経過観察を経て、病気が治っていることを確認したあとに、かぶせ物などを入れます。

根管治療で治らなかった場合は外科治療に

　通常の根管治療で治らなかった場合は、歯内療法外科という外科処置の介入を検討します。これは外科的に感染、病気の原因を取り除くという治療です。

　歯内療法外科はおもに2つの術式があります。一つは歯根端切除術といって、歯肉をめくって、場合によっては骨をちょっと削って、感染が残っている根の先を３㎜程度切ります。３㎜というのも理由があって、たいていこの３㎜のところが主な感染源になっているという科学的な根拠があるためです。

切り取った裏側から、通常の根管治療時に詰めた薬を少し取り除き、空いたスペースに封鎖のための薬を詰めて、細菌がふたたび出てこないように蓋をします。

それができない部位は、意図的再植術という外科処置を行います。

これは、一度歯を抜いて、お口の外で歯根端切除術と同じことをやります。感染源の除去を行い、薬を詰めたら、歯を元の場所に戻して固定します。

こういった外科処置まで含めて、トータルで根の先の病気を治すためにマネジメントできるのが歯内療法専門医の仕事なのです。

歯を１本でも残すことに価値がある

私は、可能なのであればできるだけ歯を残すために歯内療法・根管治療を専門に行っていますが、必ずしも歯を残すことが正しいとは限りません。

その歯の状態や患者さん自身の時間的・経済的・社会的そして考え方などの価値観に

よっては、歯を抜いてインプラントにしたほうが、その患者さんにとっていい場合もあります。

しかし、インプラントも一生ものではないので、歯を残せる可能性があるなら、根管治療を検討していただきたいと思います。

自分の歯を残すことは、1本でも価値がとても大きいものです。

当院に来院される患者さんを見ていると、虫歯や歯周病の治療を始め、適切な根管治療をしていれば治るのに、抜かれてしまった歯、抜かなければならない歯が多いと感じています。

患者さんには、ぜひ知識をもっていただき、歯を抜かなくてもよい選択肢があることを知っていただきたいと思っています。

歯を抜いてしまう前に、ほかに何か方法がないのか一度立ち止まって、セカンドオピニオンとして歯内療法・根管治療の専門医を訪ねるのもよいでしょう。

過去の根管治療が原因で困っている患者さんはとても多いです。

まさにそれが、私が歯内療法・根管治療の専門院を開業している一番の理由です。すべての患者さんが適切な歯科医療を受けられる世の中になることを心から願っております。

【歯科麻酔のチカラ】

「静脈内鎮静法」で患者の痛みをなくす

藤沢歯科　ペリオ・インプラントセンター　院長
雨宮 啓

日本の歯科麻酔の現状と世界との違い

「歯科治療で局所麻酔はしてもらっても、歯を削る音が怖い」「痛みが苦手で歯科治療がつらい」「口の中を触られるとすぐにオエッとなる」といったことから、歯科治療を避け、虫歯や歯周病を悪化させてしまう方がいらっしゃいます。

そういった方が、リラックスして治療を受けられるよう、当院では「静脈内鎮静法」という麻酔を用いて治療を行っています。

胃カメラの検査を受ける際に用いられているので、経験したことがある方もいるかもしれません。眠っている状態で治療が行われますが、全身麻酔と違って、意識が完全になくなることはありませんが目が覚めたときには治療が終わっているため、痛みや恐怖、不安を感じることなく歯科治療を受けることができます。

現在、起きている状態で歯科治療を受けることがつらくなってしまう「歯科恐怖症」の方は、日本に12％程度いるという状況です。そういう方に対して静脈内鎮静法を適用するという事例が増えてきていますが、まだまだ、静脈内鎮静法を知らない人が多いのが現状です。

海外に目を向けても、歯科での静脈内鎮静法が浸透しているとはいえません。

アメリカは口腔外科医、歯周病専門医とライセンスが分かれており、そのためのプログラムを数年受けなければならないので、歯科麻酔科医になる歯科医師が非常に少ないという状況です。

イギリスやフランスは、歯科と医科が分かれています。歯科医師は口腔内の手術だけを行い、静脈路を確保したり、全身麻酔をしたりするということは法律上難しいので、もし必要であれば医科の先生が麻酔をすることになります。そのため、ヨーロッパでは歯科麻酔科医という存在自体を育てられていないのが現状です。

今、実際に歯科麻酔科医がいるのはイスラエル、オーストラリア、アメリカの一部の州、インドネシアなどになります。アジアでは、韓国でもまだ20年弱の歴史で、中国の上海などは医科の医師が歯科の麻酔を担当しています。

海外に比べると、日本は静脈内鎮静法を受けやすい環境にあるので、多くの人にもっとこの麻酔法を知っていただきたいと願っています。

局所麻酔で起こる偶発症を減らす静脈内鎮静法

虫歯の治療や抜歯といった痛みを伴う歯科治療では、痛みを和らげるために局所麻酔薬をお口の中に注射するのですが、患者さんは起きている状態で行うことが一般的です。

一方で、局所麻酔の前後で歯科治療に関わる偶発症が起こる可能性があります。

偶発症とは、手がしびれたり冷たくなったり、めまいがしたり気分が悪くなったり、最近ではアナフィラキシーショックというアレルギー反応が出る方もいます。もともと血圧が高い方が、注射で緊張して血圧が上がってしまったり、血管迷走神経反射が起きたりといったこともあります。

イギリスの研究だと0・5％くらいの割合で起こるといわれており、200人に1人くらいの割合で偶発症が起こると考えられます。痛みの許容範囲が大きい方や、歯科治療に慣れている方は問題ないのですが、恐怖心があったり、痛みに弱かったり、体調が悪かったり、精神疾患がある方、トラウマをもたれている方、嘔吐反射を起こす方、若い人などはさまざまな偶発症を起こす可能性が高まってしまいます。

偶発症がもたらす血圧や呼吸への影響によって生命の危機に直面する事態は、新聞などの報道で目にするところだと思います。そうした偶発症をなるべく減らし、お口の中に注射をする局所麻酔を皆さまに安全で快適に受けていただくためには、静脈内鎮静法は有効な麻酔方法です。

静脈内鎮静法は、点滴から麻酔薬を入れてウトウトと眠った状態にします。また、循環動態（血圧や脈拍）を安定させて呼吸できる状態で全身管理する方法です。治療後はしばらく休んでいただき、麻酔の効果が薄れ、安全性の確保ができてから帰宅していただきます。

一方で、静脈内鎮静法でも数％の方は痛みがあったり循環のコントロールが難しいことがあったりしますので、日帰り全身麻酔を勧めることがあります。

ほかには、モニター監視しながら歯科治療をするというパターンもあります。

静脈内鎮静法は、歯科医師にとってもメリットが大きいのです。起きている状態で治療をしようとすると、「痛くなく注射するために量を減らそう」「顔をしかめて痛そうなので治療を途中でやめておこう」とこちらも緊張して、逆に痛みを与えてしまうということがあるので、落ち着いて治療するためにも静脈内鎮静法は有効なのです。

眠っている状態を作る静脈内鎮静法

静脈内鎮静法の実際の手順ですが、まず、血圧や心拍数を測定し、その他、糖尿病や心筋梗塞など基礎疾患の既往歴を伺い、かかりつけ医と連携をします。静脈内鎮静法の流れや注意事項を説明し、生体モニターを装着して血圧や心拍数、酸素飽和度を確認して、問題がなければ腕から点滴をして麻酔薬を入れます。

患者さんは２～３分で寝てしまいますが、通常１時間程度、長いときは２時間程度の麻酔をしながら治療を行います。治療が終わり静脈内鎮静法から目が覚めたあとは、そのまま歩いて帰ることができますし、ふらつきが残っている場合、１～２時間休憩してからお帰りいただきます。

運転を避けていただく以外は特に行動制限もなくすっきり帰れるでしょう。静脈内鎮静法では、眠っている状態になりますが、中枢神経系にあるＧＡＢＡ受容体を活性化させる薬剤を使用して、鎮静作用、催眠作用、抗不安作用、健忘作用、鎮痙《ちんけい》作用により、患者さんの不安を和らげウトウトと眠っているような状態になります。

いわゆる睡眠薬の効果とほぼ同じですが、眠りのレベルが深いと呼吸中枢が止まってしまい生命に問題が出るので、少なすぎず多すぎず、その人に合わせた量を使うことがポイントとなります。お酒と同じで、少量で効く方と、たくさんの薬剤を入れないと効果があらわれない方もいますので、その場合には、日帰り全身麻酔を適用します。

静脈内鎮静法は全身麻酔で使用する半分～３分の１程度の薬量を使用しますが、全身麻酔では完全に意識を消失させるために、筋弛緩薬を使用して呼吸を止め、人工呼吸器をつけて治療します。

歯科麻酔科医が行う静脈内鎮静法にリスクは少ないですが、なかには「自分が寝ている姿を見られたくない」という方や、自分が寝ている間に治療が行われること自体に不安を感じる方もいるので、そういった方はコンシャスセデーションといってリラックスした状態で歯科治療を受けていただけるように麻酔薬の量をコントロールしますので、私たち歯科麻酔科医にご相談ください。

静脈内鎮静法の流れ

STEP1　医療面接

歯科麻酔科医による医療面接（静脈内鎮静法に関する説明や注意事項）

STEP2 モニターの装着

体を安定した状態に保つため、血圧計、心電図、パルスオキシメーターなどを装着して各種モニタリングして、点滴をとります。

STEP3 静脈内鎮静の開始

点滴から麻酔薬を入れていくと、2~3分でリラックスした状態になってきます。気がついたときには、ウトウトと眠ってしまいます。

STEP4 治療中

眠っているうちに治療や手術を行いますので、痛みを感じることなく治療を終えることができます。

STEP5 休憩

鎮静効果が切れるまで、診療室内でしばらく休憩していただきます。当日は鎮静薬の効果が残ることがありますので、車の運転は控えてください。

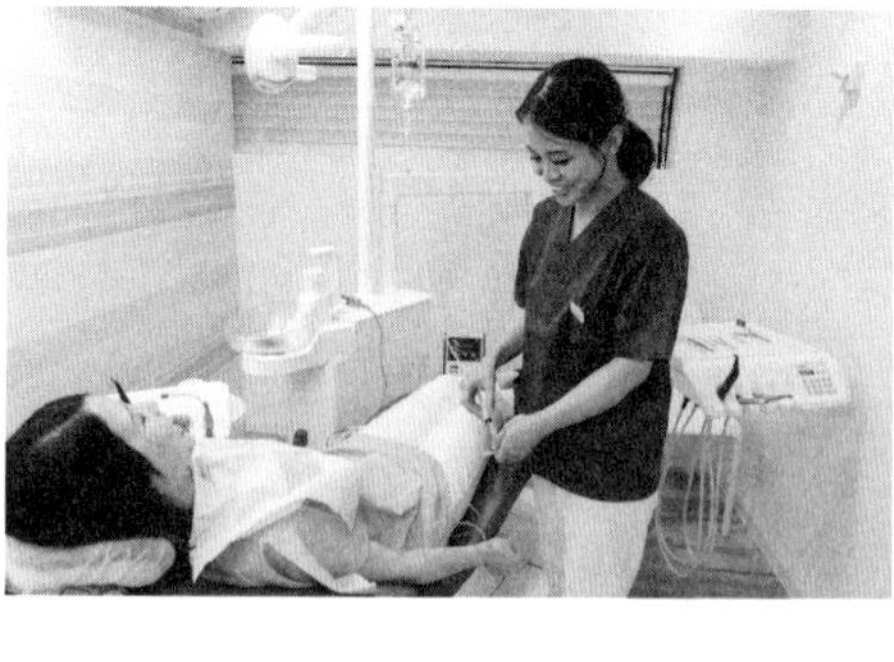

１５００万人の歯科恐怖症の患者さんを救う

私が大学病院にいたときは、静脈内鎮静法はパニック障害など障害をもたれた方か、口腔外科で大掛かりな手術をするときに使用していました。

しかし、一般歯科を行う医療現場でも、「歯科治療が怖い」「痛みが苦手」という20～30代の女性が多く、こういった方が潜在的には全国にたくさんいるのではと感じました。

私が藤沢に開院した12年前は、インプラントの患者さんの手術時に静脈内鎮静法を使っていましたが、次第に「痛みなく抜歯したい」「ほかの病院で型取りをしていたら気持ち悪くなったのでこちらに来た」「今まで20年間怖くて歯医者に行くことができず、奥歯で噛めなくなった」「口臭を指摘されているが歯医者が苦手で」といった方が来るようになったのです。

どこの歯科医院に行っていいかわからず、ネットなどで探して当院にいらっしゃる方が多いことに驚きました。

60代の女性が「奥歯がないままだけど歯科医院が怖くて行けなかった」と娘さんに連れられて来るパターン、70代のお爺ちゃんが「痛がりで歯科医院に通えなかったが、前歯が痛いので何とかしてあげてほしい」と同年代の奥さんに連れて来られるパターン、親知らずが痛むパニック障害の受験生が「受験するときに痛くなったら困るけど普通の歯医者に行けない」と母親に連れて来られるパターンなど、サポートする家族に背中を押され、来院される方も少なくありません。

最初は、静脈内鎮静法について「本当に自分も痛みを感じることなく歯科治療が受けられるのか半信半疑です」と言っていた方が、終わったあと、「もう終わったのですか！」と感激され、「もっと早くに静脈内鎮静法を知っていればよかった」と治療に好印象をもつことも多いです。

今まで歯科治療が苦痛で、2～3回通院しては治療を中断してしまう患者さんたちに、静脈内鎮静法で治療し、「ようやく噛めるようになりました」「笑顔で笑えるようになりました」「一緒に孫とご飯が食べられてうれしい、もっと早くやっていればよかった」と言っていただくと、こちらもうれしくなります。

そういう方は治療後の3カ月に1～2回の予防歯科（メンテナンス）の際も「点滴の麻酔ですると安心できるか

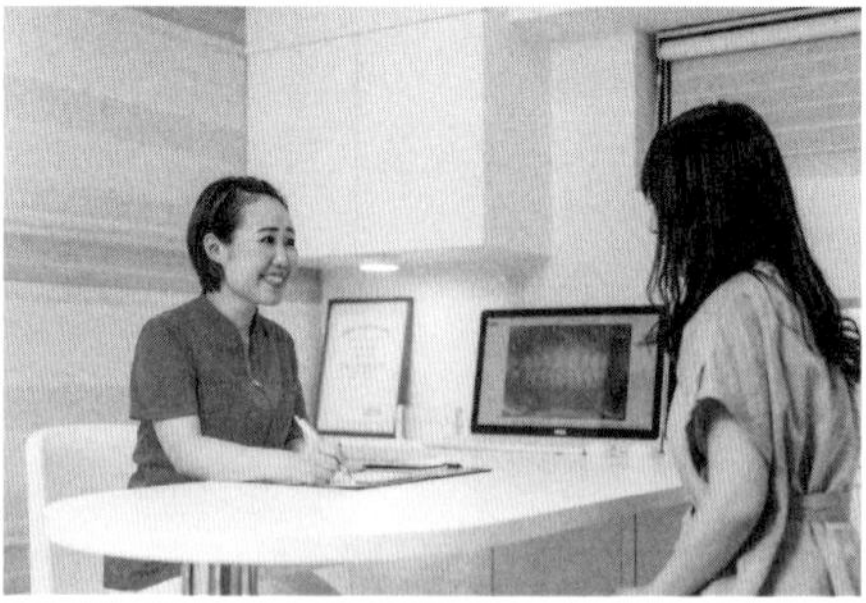

カウンセリング

ら」と静脈内鎮静法を選ばれます。

歯科恐怖症の患者さんは、昔は20～30代の女性がデータ的にも圧倒的に多かったのですが、今は男女や年齢に関係なくいることがわかっています。

歯科恐怖症は、20年前は４００万人程度の患者数でしたが、現在は１５００万人の患者数へと約4倍に増えており、静脈内鎮静法を必要とする方は多いのです。

ＣＤＡＣ（シーダック）を設立し、静脈内鎮静法の普及を目指す

この静脈内鎮静法を、全国で受けられる環境を整備するため、私はＣＤＡＣ（Clinical Dental Anesthesiologist Club）という組織を２０１７年に設立しました。65名の日本歯科麻酔学会認定医と専門医が所属する日本初の臨床歯科麻酔科医のグループです。

「日本歯科麻酔学会認定医・専門医」は１３５０人（２０２１年2月現在）いますが、そのうち開業医は半分以下だと思われます。

大半が大学病院や病院歯科（病院の口腔外科の全身麻酔を担当する麻酔科としての現場）での勤務で、私のように開業している歯科麻酔科医は少ないです。それはつまり、患者さんが静脈内鎮静法を行っている歯科医師に出会う機会が少ないということです。

そのため、「歯科麻酔」と聞いても「口の中に麻酔する先生」程度のイメージしか湧かないと思います。それだけ静脈内鎮静法ができる「日本歯科麻酔学会認定医・専門医」という存在が知られていないのが現状です。

歯科治療に恐怖心のある方でも通常は、近くの歯科医院に行き、その歯科医師は歯科麻酔歯学会認定医・専門医ではないので、日常臨床としてお口に麻酔を注射します。そうすると痛みに弱い人は、やっぱり嫌な思いをして、歯科への恐怖感が募ります。

そこで、ＣＤＡＣでは、日本歯科麻酔学会認定医・専門医の認知度を広め、静脈内鎮静法を知ってもらうための啓発活動を行っています。

また、医療技術の進歩や新しい薬剤の開発に伴って、麻酔を使って手術をする機会が増えています。

以前は歯を抜いて、入れ歯やかぶせ物をする治療がメインでしたが、２０００年に入ってインプラント治療が普及し、歯を保存するために歯周組織再生療法を行うなど、局所麻酔を使った外科手術を適応することが多くなっています。

さらに超高齢社会も相まって、高血圧・心筋梗塞・狭心症の既往のある方にどうやって安全で快適な歯科治療を提供できるのかを考えたときにも、全身管理の技術が問われます。

当院では、静脈内鎮静法を受けられる患者さんが年間１２００症例以上いらっしゃるのですが、患者さんの潜在的なニーズが高いことを実感します。

　私が代表を務めるＣＤＡＣでは、日本全国で「静脈内鎮静法」が受けられる患者さんと歯科麻酔科医をつなぐ「患者さん向けのホームページ」をつくりました。地域をクリックすると、対応できる歯科医院が確認でき、受診することができます。

　日本全国どの地域でも医療格差なく、ＣＤＡＣにアクセスすれば、全国で活躍する歯科麻酔科医とのチーム医療をどの歯科医院でも受けていただける、そんな「安全で快適な歯科医療環境」を静脈内鎮静法を通じて、日本はもちろん世界中に提供していきたいと考えています。

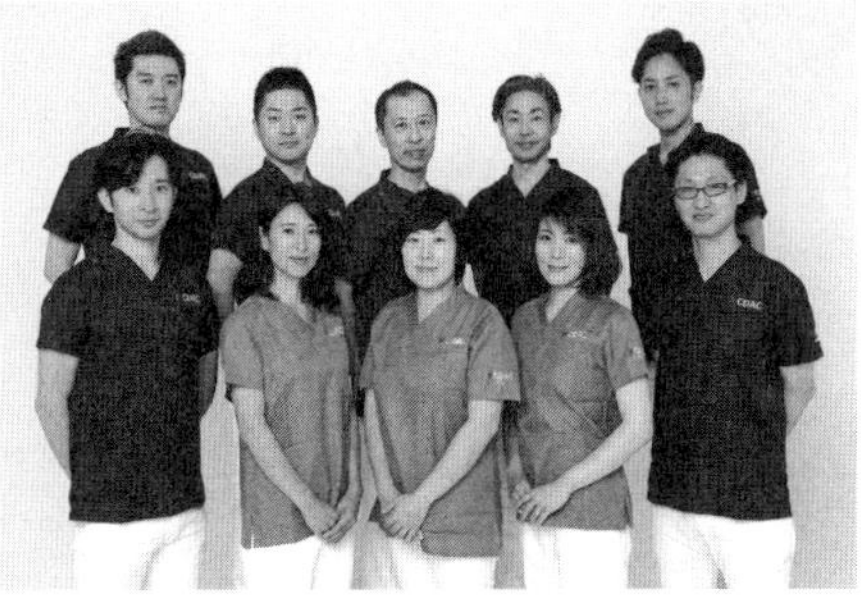

CDAC を設立

【歯科予防のチカラ】

「スウェーデン式治療」で歯周病を激減させる

医療法人社団泰進会　理事長
北條 泰

歯を守るスウェーデン式の治療

私は歯科大を卒業後、医科大学の歯科・口腔外科に入局しました。その理由は「手術や麻酔についての知見を深めたうえで、歯科治療を究めたい」という思いが強かったからです。

一方で、大学病院では歯周病の治療をする機会がありませんでした。

歯科医師としての開業を考えていたので、歯周病について詳しく学ぶことは必須です。そこで歯周病の勉強会に参加し、治療法には、大きくわけてスウェーデン式とアメリカ式の2つがあることを知ったのです。

そのときに師事していたスウェーデン式治療の岡本 浩先生のコースで、今から13年前にスウェーデンに行き、歯科治療の第一人者であるヤン・リンデ先生にお会いしました。

そこで、本来、歯科は悪くなった歯を治療するところではなくて、健康維持のために歯を守る場所だと教えられました。

スウェーデン式の治療は今では世界に広まっていますが、わかりやすくいうと「予防を重視して、患者さんの体に負担の少ない、シンプルな治療を行う」ということです。

エビデンスが乏しい抗菌剤や薬剤をなるべく使用せず、人の体に備わっている免疫力を邪魔しないような治療方法を優先します。

スウェーデン式を確立する背景にはすさまじい数の実験や研究が積み上げられ、現在も切磋琢磨して続けられていて、効率的な予防法が研究されています。

実際、スウェーデン式は高い効果が得られることで知られています。

スウェーデンでは半世紀前から予防への取り組みが行われ、歯周病がある成人が40～50％までに減りました。日本では歯周病がある成人は80％以上といわれていますので、スウェーデンは半分の割合です。

子どもの虫歯が少ないことでも知られ、世界トップクラスです。

また、80歳以上の残存歯の数がスウェーデンでは21本以上です。日本では、８０２０運動（80歳で歯を20本残すための啓発運動）によって残存歯の数は増えていますが、それでも13本（厚生労働省歯科疾患実態調査・２０１８年）です。

歯が残っていると、自分の歯で食べられ、健康の源になるため、スウェーデンでは寝たきり老人が少ないというデータもあります。

スウェーデンでは子どものときからフロスを当たり前のように使っていることにも驚きました。フッ素がしみ込んでいる爪楊枝みたいなトゥースピックという製品は、スウェーデンでしか見たことがありません。

国民の歯への知識が高く、日本でも予防意識を高めることが大事だと学びました。

患者さんのデンタルIQが高まった

こうしたスウェーデン式の治療・予防を自分の歯科で始めましたが、予防に力を入れていると、次第に歯科医師より歯科衛生士のアポイントが取りづらくなるという現象が起こりました。これは、虫歯や重度の歯周病の治療が少なくなったということなので、とても良いことだと思っています。

スウェーデン式の予防で行う歯のクリーニングの内容が、他の歯科医院と大きく異なるわけではありません。ただ、位相差顕微鏡を使い、口の中からプラークを取り出して、細菌が実際に動いているのを見せたり、さまざまなツールを使用したりすることで、患者さんのデンタルＩＱを高めることができたのだと思います。

また、患者さんには歯周病が脳梗塞や糖尿病、アルツハイマーの発症などに影響するといった、歯と体の健康の関連性についてもお話しします。

そういった患者さんへの指導が功を奏し、「歯のお掃除に行くところが歯医者さんなんだな」という認識が高まっていると感じています。

スウェーデン式とアメリカ式には違いがある

歯の治療においては、スウェーデン式と比較される方法に、アメリカ式があります。

例えば、歯肉を開いて手術をするという外科的な治療は、スウェーデン式だと経過をしっかり見てから行いますが、アメリカでは手術までのスピードが早く、切って治療することが多い傾向にあります。

スウェーデン式は、歯の組織レベルで考えて治療方針を決めて、非外科的な治療を選択することも多いのが特徴です。歯の根っこについているセメント質をなるべく破壊しないように治療していくのです。

一方、アメリカ式は汚れ、プラークが再付着しにくくするために歯の表面をツルツルに

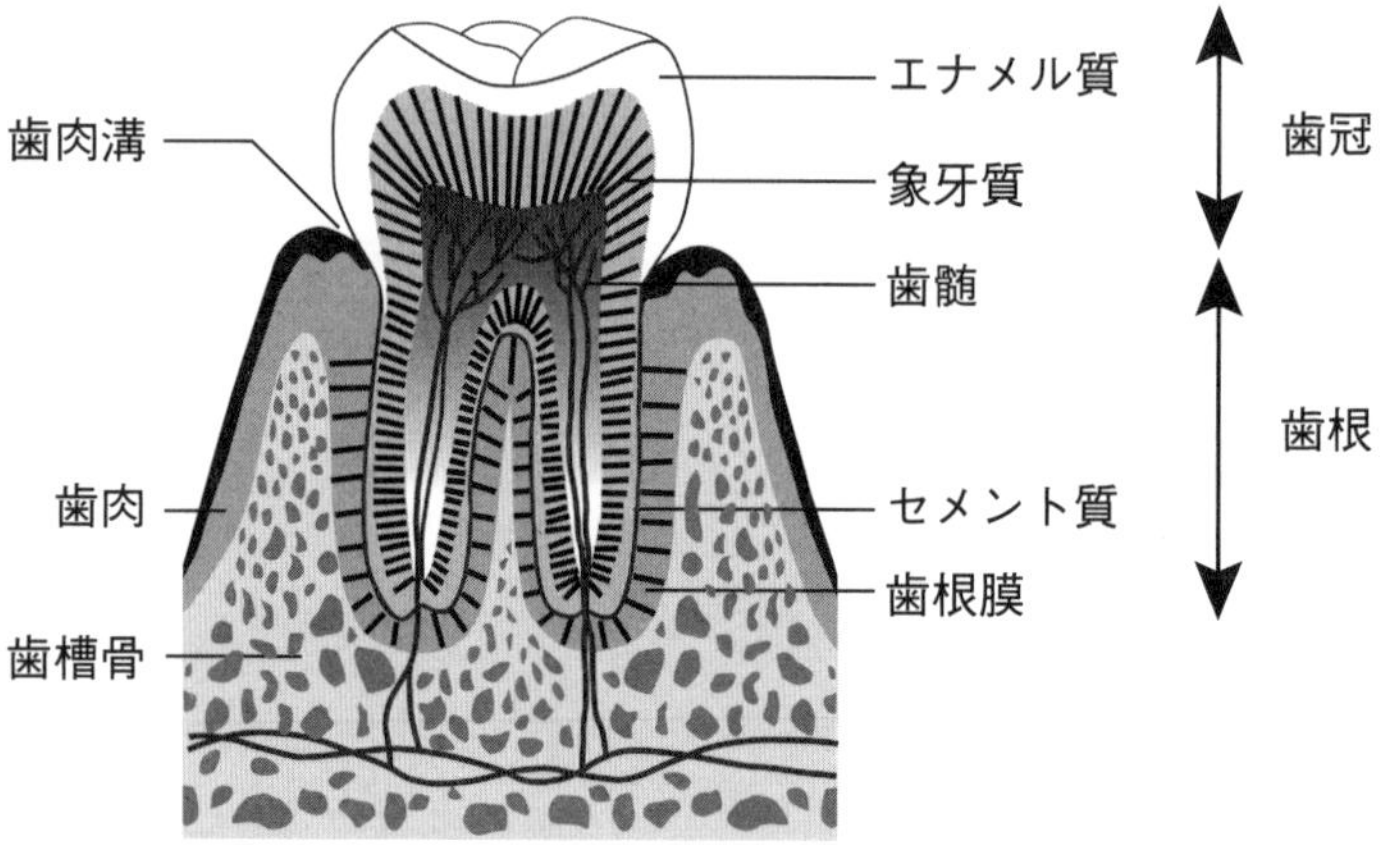

していきます。これは、可能性として知覚過敏が強くなったり、神経が死んでしまったりするリスクが上がってしまうことがあります。

スウェーデン式とアメリカ式では、歯の根っこに対するアプローチの違いが大きいといえるでしょう。

解剖学的な形態を考えると、スウェーデン式の歯周病のアプローチのほうが、日本人には合っているのかなと個人的には考えています。

アメリカの文献を丸のみにして、日本でそのまま歯周治療や審美治療をしてしまうと、アメリカ人とは歯肉の厚みが違うので、歯肉が退縮してしまったりすることもあります。

歯周病に対する抗菌剤も、アメリカでは多用しますが、スウェーデン式では使わないという違いがあります。

歯ブラシだけで終わる日本の歯磨きの問題

歯磨きなどホームケアの指導は、アメリカもスウェーデンも差はないです。

一方、ホームケアに関しては、先進国と比べたとき、日本では歯ブラシだけで終わる人が多いというのが問題だと考えています。

私は「歯を磨いてるのと磨けているのは違います」という言い方をよくします。

歯磨きは、歯ブラシだけで汚れを落とすのは無理で、歯間ブラシやフロスを使うことで、汚れ落ちの精度が上がります。歯ブラシとフロス、歯間ブラシは「三種の神器」ととらえ、これらを使うことが当たり前になってくると、もっと日本人の歯は変わってくると思います。1カ月に1回、歯ブラシを取り替えることもお勧めしています。歯ブラシの毛先が曲がってくると、明らかに汚れを落とせなくなります。

また、歯ブラシの硬さは非常に大事です。物理的な刺激で歯肉が退縮したり、エナメル質の下の象牙質が削れてしまうので、磨きすぎには気をつけないといけません。力の強い人ならやややわらかめなど、患者さんごとに勧める歯ブラシは違います。女性だとヘッドが小さいものがよいでしょう。強く磨く必要はなくて、あくまでも歯と歯肉の間の汚れを落とすために、やさしく、丁寧に磨くのが基本です。

物理的にブラシが汚れを取っているかどうかが大事なので、歯磨き粉よりも歯ブラシを重視してください。

歯を磨くタイミングは、当然ながら食べたあとです。食後30分くらい経ってからのほうが、唾液分泌が多く歯の再石灰化が行われるため、象牙質の腐食を減らすというデータもありますが、そこまで気にするものではないので、30分以内でも磨かないよりは磨いていただいたほうがいいです。

あとは歯科医院での定期的なクリーニングで、落とし切れない汚れを取ることが必要です。当院では3〜4カ月に1回来ていただくことを目安にしています。お知らせのお手紙を患者さんに送ることもあります。

日本で予防のために歯科医院に行く習慣がない理由には、国民皆保険制度も関係しています。虫歯になったら保険で安く治療できますが、予防には保険が使えません。そのため、予防のために歯科に行くという習慣がつきにくいのでしょう。

一方、アメリカでは、保険会社の保険に入っていないと治療が自費になり、虫歯の治療費は日本の10倍ほどになります。そのため、虫歯や歯周病になって高額なお金がかからないよう、歯のお掃除を念入りにするという意識が強いというのも一つあります。さらに、

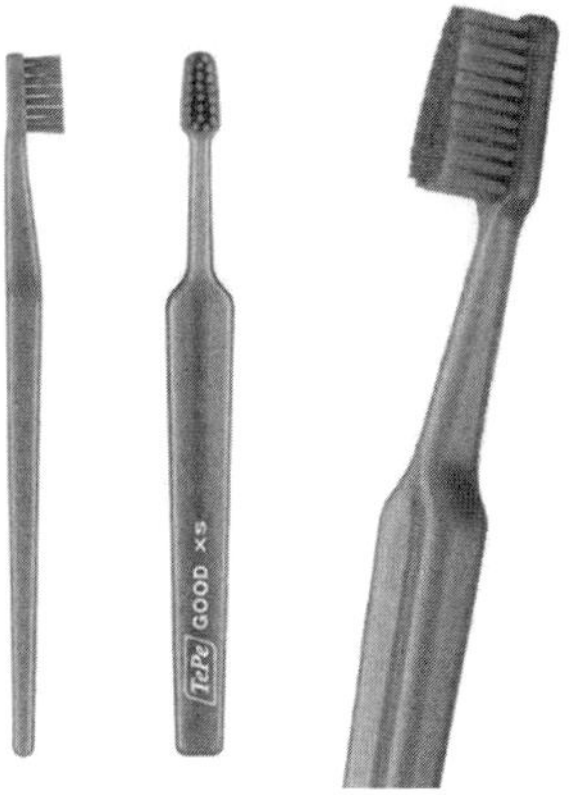

スウェーデンで使用されている歯ブラシ「テペ」

歯並びを気にして矯正する人が多いため、歯並びが悪いことによる歯周病は少なくなります。

スウェーデンは、税金は高いですが、医療費は無料なので、歯科医院に通いやすいという面もあるでしょう。

スウェーデンで使われている歯ブラシ「テペ」も販売しています。やわらかめで、歯肉退縮を防いでくれます。

歯周病を治療すれば健康になり、若返る

歯周病を治療して、しっかり噛めるようになると、笑顔が明らかに多くなります。口元に自信がもてるようになって、治療の最後のほうには、これまでとは変わって、しっかりお化粧をして、髪型も整えて、美しくなる女性も多いんです。

全顎的な歯周病の場合、治療には時間もかかりますし、根気がいるのですが、治療後に喜んでもらえると、こちらもうれしくなります。

もちろん、健康面での効果も大きいです。ものが噛めるようになるので、栄養がしっかり取れますし、外食も楽しくなって、前向きになれるといった方がたくさんいらっしゃいます。

あごに入れていた力が抜けて、肩こりが治ったという方も少なくありません。

歯周病を治療・予防することで、脳梗塞や糖尿病、アルツハイマーの発症などのリスクを下げるといった「メタボリックドミノ」（18ページ参照）を防ぐ効果ももちろんあります。

当院の近くには心臓外科の先生が開業しており、提携しています。心臓外科の手術前は当院で口腔内のチェックをしています。

心不全や心臓の弁置換手術後、血管内に入った口腔細菌が心内膜や人工弁に付着、繁殖し、感染性心内膜炎を発症することがあるので、手術前には必ず口腔内をチェックするようになっています。

歯周病がかなりひどいと手術が受けられないこともあります。

当院では、口腔と全身疾患の関連についての資料を準備しており、それを患者さんに渡して、知識を深めていただくことも行っております。

歯科治療にサプリメントを活用する

先日、スウェーデンのカロリンスカ大学へ行きましたが、ロイテリ菌という乳酸菌の研究がされていて、そのサプリメントが日本でも結構売れています。

人間の口腔内には、３００～７００種類の細菌が棲みついており、善玉菌や悪玉菌、日和見菌が存在します。

ロイテリ菌は悪玉菌を抑制し、善玉菌を活性化する力があり、口の中の菌のバランスを整えてくれる作用があります。その作用によって、歯肉を丈夫に、健康にするといった効果が認められています。そのロイテリ菌を使ったサプリメントを当院でも扱っております。乾燥しているタブレットですが、生きた細菌が含まれ、お口の中に入れて細菌の数を安定させる働きがあります。

夜、歯磨きのあとになめていただくと、ロイテリ菌が口の中に定着しやすくなります。

こういった新しい研究も、スウェーデンでは盛んです。これからもスウェーデン式にこだわりながら、患者さんの予防意識を高め、健康な歯を維持し続けるためのお手伝いをしてまいります。

【凍結保存のチカラ】

「歯の凍結保存」で将来の欠歯に備えろ

医療法人参方善さくら会　理事長
黒瀬基尋

歯1本の大切さを伝えていきたい

歯が1本ないだけで、噛むのが不自由になる、噛み合わせが悪くなりあごがずれる、ほかの歯に負担がかかり全体が悪くなる……といったことが起こります。

歯は1本1本が大切であり、とても価値があるものなので、できるだけ歯を抜かずに残して治療をしていきたいという思いがあります。

特に矯正の場合は、悪くない歯でも間引いて抜歯することがあるので、抜いた歯を再利用することも価値のあることではないかと考えています。

今回ご紹介する歯の凍結保存の技術は、抜いた歯を低温で凍結保存して、歯がなくなったときに解凍して移植するという、まさに歯1本1本を大切にできる方法です。

私は凍結保存学会の会長を務めており、当院では大学病院で凍結保存を行っていた牧村英樹先生が治療にあたっています。

また、凍結保存のための大きな冷凍庫を持っていることから、全国の歯科医院や大学病院から保存の依頼があります。

輸送のために使われる専用の液体があるので、遠方からの輸送でも問題はありません。保管場所は、停電してしまうと冷凍できなくなるため、海や川から離れたところで、津波や洪水の心配がない場所を選び、毎日冷凍庫のチェックを行っています。

当院では子どもの患者さんも多いのですが、矯正で歯を抜いた際、親がその歯を捨てることに抵抗があるケースが少なくありません。

「子どもの体の一部がなくなっていくのがイヤだ」という親が結構いるのです。

子どもの場合、歯がなくなって移植することになるケースは少ないのですが、凍結保存という方法があることを知って、もしものときの保険として依頼されることも多いです。

抜歯した歯を凍結保存し、失ったところに移植する

歯科の歴史を見てみると、歯を失ったところに自分の歯を移植するという治療は、

１９５０年頃から行われています。その頃は、貧しい人が歯を売ったり、奴隷にされていた人の歯を抜いたりして、それを他人に移植することが行われていました。

しかし、倫理的な問題や感染症の問題があり、現在は他人からの移植は行われておらず、自家歯牙移植（自分の歯を植える）のみです。

そして、抜いた歯を凍結保存しておき、必要なタイミングで移植することも可能な時代になりました。

即時移植が不可能な歯を凍結保存しておき、条件が整った時点で移植できるのです。凍結保存ができる条件として、まず感染症がないことが調べられます。

血液検査を行って、ＨＩＶ、ＨＢＶ、ＨＣＶ、梅毒、サイトメガロウイルス等の感染症を一通り検査して、陰性でしたら保存が可能になります。

次に抜歯を行いますが、できるだけ歯根膜に傷害を与えないようにして抜き、洗って、保存液に入れて、凍結を行います。歯根膜は歯を支える骨と歯の間にあり、歯と骨を強固につなぎとめ、噛んだときの硬さや感触、刺激を脳に伝えるセンサーの役割もしています。そのため、移植の際には、歯根膜が残っている歯であることも前提条件になります。

凍結の際、一気に温度を下げてしまうと、細胞も歯も割れてしまう可能性があるため、まずはマイナス80度で凍結します。その後、プログラムフリーザーを使って、徐々に徐々に温度を下げ、最終的にはマイナス150度で保存します。

これまでに抜いた歯を保存している方もいるかもしれませんが、歯根膜は乾燥に弱く抜歯してから短時間で死んでしまい組織が機能しなくなります。そのため、過去の抜いた歯を凍結保存することはできません。

自分の歯を使いたい患者さんに適応

凍結保存を希望される患者さんは、「インプラントするならできるだけ自分の歯を使いたい」という方が多いです。

歯科医師としては、移植に比べると、インプラントのほうが楽なのですが、移植の場合、歯根膜という自分の細胞があることによって、噛み応えを感じることができるというメリットがあります。これがインプラントとは異なる点です。

さらに細胞がうまく活性化してくれれば、周りに骨を作ってくれるということも期待できます。また、最近の動物実験では、自分の歯で硬い食物を噛むと、咀嚼によって中枢への刺激が増加し、脳細胞が活性されていることが実証されています。こういったことからも自らの歯を活用することが、推奨されるようになってきました。

具体的な例としては、抜歯せざるを得なかった歯を２本凍結保存し、抜歯から６カ月後、ある程度骨ができてきたときに、凍結していた歯を植えた患者さんがいます。そこに土台を作って、かぶせ物をし、歯の機能を取り戻すことができました。移植後３週間ほどは移植した歯に衝撃が加わらないよう極力使わないようにしますが、１年後には歯ごたえを感じながら噛むことができるようになります。

この方は、１本は10年もち、もう１本は15年もちました。その後、両方抜いて、今は入れ歯になっていますが、「すぐに入れ歯になるのではなく、自分の歯が15年間使えてうれしい」と満足されていました。

また、矯正の際に抜いた歯を凍結保存し、歯がそろったところで空いているところに植えるということもできます。

矯正で便宜抜歯をする歯は、しっかり噛んでいる歯が多いので、歯根膜も十分にあり、サイズ的にも植えやすいという特徴があります。前歯にも使うことができます。

凍結保存の費用は、１本を１年間保存して保存料が抜歯込みで３万円です。移植の際に４万円、人工骨を使うなら５万円が目安となります。

保存料は１年経過した時点で、５年単位になり、次の５年間で１万５０００円です。これを継続・更新してもらう形になります。

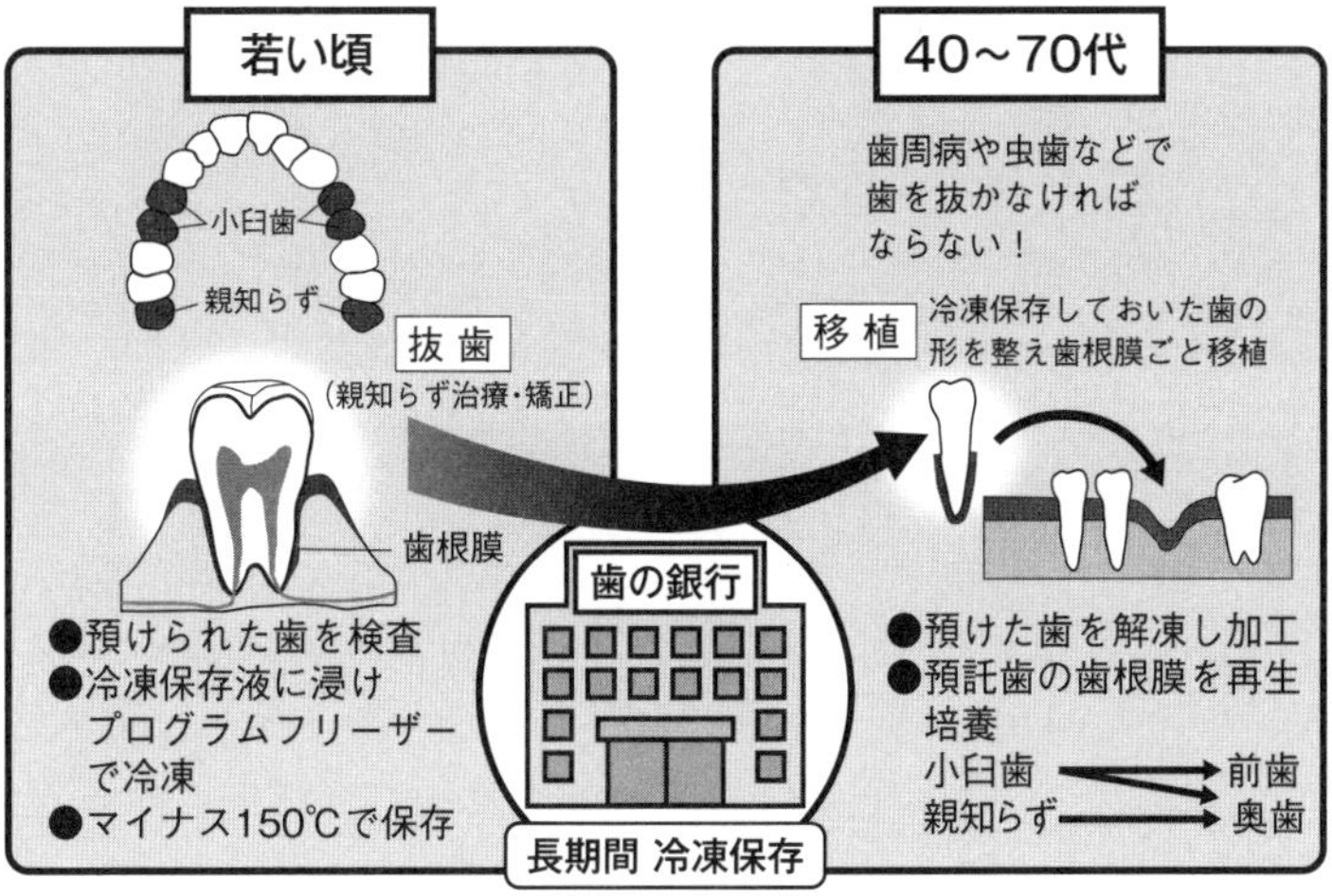

インプラントよりは費用が安いですが、生涯その歯が使えるわけではないので、5年後、10年後にあらためて歯を作る費用は発生します。

感染リスクには細心の注意をはらう

一方で、凍結保存での移植の際に怖いのは感染です。一度外に出して、もう一度植えるので、感染のリスクが発生します。

ただ、口腔内に常在菌はたくさんいて、抗菌薬も出して治療するので、トラブルは今まででありませんでした。

移植後、長持ちさせるためには、セルフケアをきちんとしてもらうのはもちろん、定期的なメンテナンスに来てもらうことが大事です。骨がダメになってしまうと、再移植はもちろん、インプラントも難しくなります。

高齢になって、自分で歯を磨けなくなってしまうと、インプラントだと歯根膜がないので自浄作用がなくなり、インプラント周囲炎が発症しやすくなります。

そのため、患者さんのことを考えるのであれば、インプラントをする前に凍結保存という選択肢を考えてもいいと思います。保存の費用はかかりますが、トータルではインプラントより安いので、検討しやすいと思います。

また、「いつか使うことがあるかもしれない」と凍結保存をしても使わないケースも多いのが実情です。子どもが矯正で抜いた歯を保存しておきたいというケースです。

若い方だと、ケガなどで歯が抜けてしまった場合は有効です。

ケガなどで健康な歯が抜けたときは、その抜けた歯をすぐに移植する再植という方法もあります。その場合、30分以内に処置を行うと、歯根膜のダメージが少なく、元通りになる可能性が高いといわれています。

凍結保存からの移植は、インプラントに比べると手間がかかるため、やっている歯科医院が限られており、当院には遠方から来られる方も多いです。

将来的に、凍結した歯の歯根膜から歯根膜細胞を取って、培養して、接着剤みたいなものを使って培養した歯根膜をくっつけて移植することができるようになれば、凍結保存は飛躍的に伸びてくると思います。

子どものときから予防に力を入れてもらう

ここまで凍結保存のお話をしてきましたが、歯がなくなる事態になる前に予防してもらうことがいちばん重要です。実際、当院では半数の人が予防で通っていて、定期的に口の中の清掃を行っています。

また、3歳までに予防を始めて、6歳まで虫歯がないと95％の子どもが生涯虫歯にならないといわれており、子どものときからしっかり予防してあげることに力を入れています。

当然ながら、子どもを連れてくるのは親なので、親の教育をしっかりすることを重視しています。親がわかっていないと、子どもの虫歯をどんどん作ってしまうので、親の教育が大事なのです。

また、虫歯や歯周病の予防によって、全身の病気が減っていくことがわかっていますし、病気になりにくい体を作れます。

そのため医師と連携して予防に取り組みたいと考え、医科も運営しています。

私が運営する医療法人は、愛知県を中心に春日井に6医院、名古屋市に3医院、日進市に1医院、東京都大田区に1医院、千葉県松戸市に1医院、流山市に1医院、神奈川県金沢区に1医院の医科・健診クリニックがあります。

社名にある参方善《さんぽうよし》とは、当院に関わるすべての人々を幸せにするという意味です。「患者さんに最高・最良の健康・医療サービスを提供するとともに、働くスタッフの物心両面の幸福を追求し、日本一社会に貢献する医療集団」を目指しています。

医科の分野では、医科・歯科両面での予防医療サービスの提供を行っています。今度出すクリニックでは、心療内科の先生も入れて連携する予定です。

当院に通っていただく皆さんが、病気の早期発見・早期治療を通して健康寿命を延ばし、1人でも多くの人が健康で幸せな生涯を送れるよう、今後も努力を続けていきます。

【再生療法のチカラ】

骨の「再生療法」で重度の歯周病患者を救え

医療法人社団幸誠会　理事長
多保 学

アメリカ留学後、本格的に再生療法に取り組む

私は２０１０年から3年間、アメリカのロマリンダ大学インプラント科に留学し、しっかりとしたインプラントの教育、トレーニングを受けました。

日本ではインプラント治療について学べる機会が少なく、「著名な先生がこの材料を使っているから使う」というような風潮もありました。

私は「こういう理由でこの材料を使う」と自分で判断できるようになりたかったので、アメリカで学ぶことを選びました。

学ぶといっても、7割が診療で3割が勉強というカリキュラムです。アメリカインプラント学会の専門医の資格も取得し、歯周病で歯を失った患者さんの歯やその機能の再生、

咀嚼機能の再生を学びました。

アメリカでは宗教上の理由で、牛や豚の材料が使えない患者さんもいます。そのため、材料の数が豊富でした。

帰国後はアメリカで学んだことをベースに研究を重ね、再生療法に取り組むようになりました。使用する材料は、特性を分析しながら、患者さんに合ったものを使っています。材料は日々進化しており、新しい材料が出てきたときに、何を選択肢としてどういう形で選ぶかが重要になります。

その材料を使ってどのくらい骨が増やせるか、ボリュームがどのくらい増えるのか、いろいろなアプローチでデータをとり、最適な選択ができるよう研究を続けています。

歯を残せるよう、骨や歯肉を再生する

再生療法は、①歯がなくなったところに歯のようなものを再生させるという大きな意味での再生と、②部分的に骨がなくなった欠損部位の骨を増やす（再生する）、③部分的に歯肉がなくなったところに歯肉を足すという小さな意味での再生の2つの考え方があります。

①はなくした歯の機能を回復するために人工の歯を入れる、いわゆるインプラントで

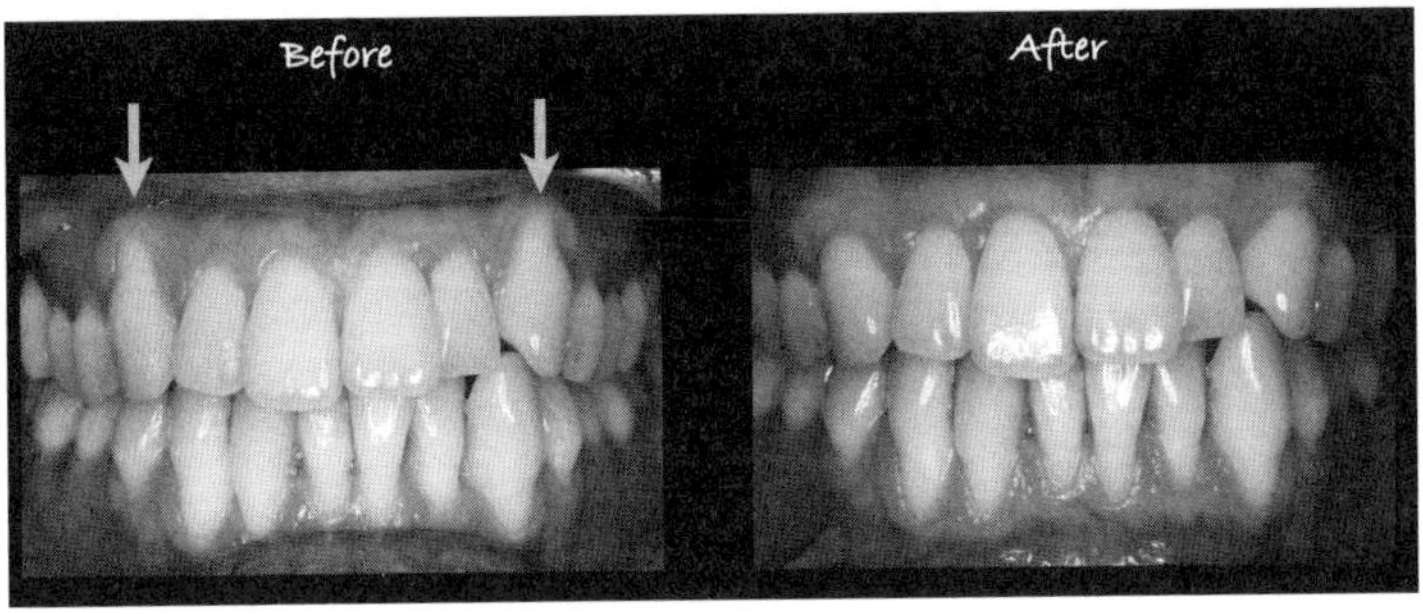

歯の周りの歯肉が再生

す。歯を失った部位を人工物で補う、これは大きな意味での再生療法になります。

一方で、小さな意味での再生療法は、歯周病で歯を支えているまわりの骨が溶けてしまった骨を再生する、あるいは歯周病で歯肉がなくなってしまった部分の歯肉の再生をかける、ということを指しています。この小さな意味での再生療法を中心に解決していきます。

歯の再生は無理ですが、部分的な骨の再生や歯肉の再生が、現代の医療では可能となってきました。

なくなった骨も歯肉も、条件が整っていれば一定レベルにまでは再生できるのです。

例えば、重度の歯周炎の患者さんで、歯がグラグラになってしまった場合、歯の周りの骨と歯肉を再生することができます。

再生療法では、成長因子となる薬剤を使用しますが、必ず外科的な手技が必要になります。

歯肉に対しての手術や、骨に対しての処置、この両方の知識や技術が一定水準にないと、組織の再生治療を行うことは不可能です。

骨を増やしたり、歯肉を増やしたりする手術は非常に繊細で、難しいのも事実です。

歯科医師のテクニックがすべてであり、切開で歯肉の血流をズタズタに裂いてしまうと、歯肉はダメになり、再生は起こりません。

そのため、麻酔の打ち方一つにも非常に気を使います。

例えば歯の周りの骨がなくなっていて、ここに再生をかけたいというとき、術前にどれだけその条件を整えられるか、適応症なのかそうでないのかを見極めないと、失敗に終わります。外科的な高度なスキルと診断力があっても、１００％再生できないこともある、難しい技術なのです。

ですから、患者さんには「必ず再生できますよ」という言い方はせず、「１００％骨ができるように処置はしますが、再生レベルが70％だったり80％だったりする可能性はあります」と断ったうえで手術をします。

70％再生すれば機能上は問題ないのですが、１００％が狙えるように我々歯科医師も研究を重ねている最中です。

歯磨きできない人は再生療法ができない

また、重度の歯周炎の方が絶対的に歯をすべて残したほうがいいかというと、そうではなく、残せる歯の条件をいかに整えるのかが大事です。

よく「再生医療ならどんな歯も残せる」と勘違いされている方がいますが、状態によっては保存できないケースも多いのです。

ですから、残せないものはきちんと抜いて、残せるものの環境をいかに良くするか、そのために骨を再生させることが大事だと考えてほしいです。

また、再生療法は、患者さんの歯磨きがとても重要になります。

歯磨きで正しく細菌のコントロールができてないと、歯周病は良くならず、再生療法をしても絶対にうまくいきません。

そのため、当院では歯磨きがしっかりできていない患者さんには再生療法はしません。

どうして歯周病になっているのか、根本がちゃんと直せていないと、いくら良い手術をしてもまた元に戻ってしまうのです。

再生が起こらないケースもある

再生療法というと、骨がもりもり増えると勘違いしている方もいますが、そうではありません。歯の周りには骨があり、これが歯周炎などで溶けていきます。再生療法では、その骨が水平的に下がったのを、元の高さに水平的に盛るということはできません。水平的な骨レベルは一定のところまでちゃんとあり、垂直的な骨欠損に対して一部がくぼんでいるとか、欠けている部分を埋めるのが再生療法です。

つまり、重度の歯周炎であっても、周囲の骨は水平的にはある程度保たれていて、一部の骨が垂直的に欠けているものは再生をかけることができます。

一部分の骨がないところを再生させることはできますが、すべてなくなっているものを増殖させることは、現在の医学ではできません。

また、再生療法には、外科手術をしても結局再生が起こらないという場合があります。

手術をした部位の骨が再生されず、最終的に抜歯をすることになってしまうと、新たに費用がかかるので、最初に患者さんが何を求めていて、料金的にもどこまでが許容範囲かを十分に相談する必要があります。

手術がチャレンジになったとしても、経済的・心理的負担、外科的な侵襲が許容範囲であるなら、やってみる価値はもちろんあります。

患者さんは他院からの紹介で高度な技術を求めて来院

当院で再生療法を受ける患者さんは、他の歯科医院からの紹介が多く、他ではできなかった治療を求めてきます。「矯正後に歯茎が下がってしまってどうにもならないのでお願いします」という患者さんが多いです。

矯正でなくても、歯ブラシの圧が強かったりすると、外傷的な力で歯肉が痩せてしまい、歯肉が下がってしまうこともあり、その治療をする方も一定数います。

そのため、再生療法に成功して、歯を残すことができたときは、皆さんとても喜ばれます。

歯肉を再生させた場合、見た目が大きく改善できるのでインパクトが強く、感謝されることも多いです。審美的な悩みでコンプレックスに思っていたことが解決すると、自信がもてるようになり、とても前向きな気持ちになるからです。

骨を再生し、インプラントを行うケースでは、もともとインプラントができないと言われて諦めていた方がほとんどです。入れ歯以外のインプラントという選択肢を選ぶことができ、咀嚼機能も回復するので、満足度がとても高いように感じます。

私がまったく知らない先生から紹介を受けることもあります。そのため、遠方から来られる患者さんも多く、日本ではまだ再生療法ができる歯科医師が少ないことがわかります。

20人の歯科医師がいれば、20人とも虫歯の治療はできますが、再生治療ができるのは20人いて1人くらいではないかと思います。

手術だけでなく、ちゃんとした診断ができて、エビデンスと経験に基づいて適切な処置ができるという意味では、かなりのトレーニングが必要な治療法です。

再生にかかる期間ですが、歯肉の場合は2～3カ月です。歯周病の骨の再生だと4カ月から半年はかかります。インプラントの場合はさらに長期になる可能性が非常に高いです。

歯肉は軟組織にアプローチしますが、歯周病やインプラントは硬組織、いわゆる骨にアプローチします。硬組織は再生するのに時間がかかるのです。

再生療法になる前にプロフェッショナルケアを

再生療法という治療法は、患者さんの救いになりますが、歯科医師としては、再生療法を受けなくてもいいよう、歯を失わないための予防ケアを重視してほしいと考えています。

予防ケアは、当然ながら毎日のセルフケア、すなわち歯磨きです。

そして、もう1つはプロフェッショナルケアです。

当院で取り入れているのは、歯科の2大疾患（虫歯・歯周炎。この二つで7割の人は歯を失います）へのアプローチで、初診時にリスクを徹底的に調べてデータ化します。

虫歯に関しては、唾液を採取して量や緩衝力、虫歯のなりやすさや歯の脱灰のしやすさ、唾液中の細菌を培養して量を数値化します。スウェーデンのカリオグラムというデータに入れると、1年以内の虫歯発症確率が出てきます。

その結果、どこを正さないといけないか、その予防法を提案しやすくなります。

例えば、細菌の数を減らすためのアプローチを行ったり、唾液量が少ない人にはキシリトール配合のガムを勧めたり、フッ素を多く使うよう勧めたりします。このようにリスク検査をすることにより、その人の虫歯になるリスクに合った予防方法が具体的に提案できるのです。

歯周病に関しては、歯周炎の精密検査やレントゲン撮影をし、アメリカのＯＨＩＳというソフトで分析します。

喫煙や糖尿病、家族の病歴のようなリスクファクターを入れると、今、歯周炎を発症していなくても、未来にどれくらい歯周炎が進むか統計学的に予測できるソフトです。未来はこれくらいのリスクがあるという話をして、場合によっては管理栄養士を交えて、栄養管理をしながら虫歯や歯周病を予防していきます。

虫歯の治療にしても、歯磨きがきちんとできていない状態で虫歯を削ると、また虫歯になるということを繰り返します。まず歯科衛生士が徹底的に歯磨きの方法を伝えたあと、プロフェッショナルケアにより歯肉の炎症をとってから治療に入ります。また、就学や親の介護・離婚など、忙しかったり、精神的に不安定な時期になると、歯磨きが甘くなりリスクファクターが変わってきます。ライフステージに合わせて、それを予測しながら治療していくのが当院での予防の治療です。

これはＭＴＭ（Medical Treatment Model）という考え方で、予防に軸を置いた考え方です。当院ではＭＴＭを基盤として、＋αでさまざまな再生治療を行います。現在と未来のリスク評価をして、それに対して予防処置をしていく。これからの医療は、こういった中長期的な視点へシフトするのではないかと思います。

【未来診療のチカラ】

唾液の力を活用し、虫歯を削らない「未来の歯科医療」に挑む

医療法人社団栄昂会　理事長
中原維浩

異業種の経歴を歯科医療に活かす

私の父は歯科医師でしたが、私はもともと歯科医師になるつもりはなく、高校卒業後は憧れていた予備校講師になりました。

予備校講師の採用試験は、大学を卒業した人が受けるような内容で、受かるのは難しいといわれていますが、私は高校時代の全国模試で1位をとったこともあり、もともと勉強は得意だったんです。

予備校での担当は、小論文、化学、生物、英語の4科目で、自分がいくつコマを受け持つかは生徒の人気投票で決まりました。そんな実力主義の世界で勝負していました。

このまま予備校講師として地位を確立していこうと思っていた矢先、歯科医師だった父

が脳梗塞で倒れてしまったんです。

一命はとりとめたものの、右手が麻痺して歯医者の仕事はもう難しそうでした。そのとき、近隣の歯科医師の皆さんが「手伝うよ」と、週1日ずつ休んで担当してもらい、週5日の診療を続けることができ、今でも働いてくれているスタッフたちも患者さんもつなぎとめることができました。それを見たとき、「歯科はなんていい業界なんだ」と感動し、自分も歯科医師になって恩返しをすることにしたのです。

予備校講師でしたので、入試はスムーズで翌年には東京歯科大学に合格しました。

とはいえ、父が倒れたので、学費は自分で稼ぐしかありません。そこで、スニーカーが大好きだった私は、近くにあった大手靴販売

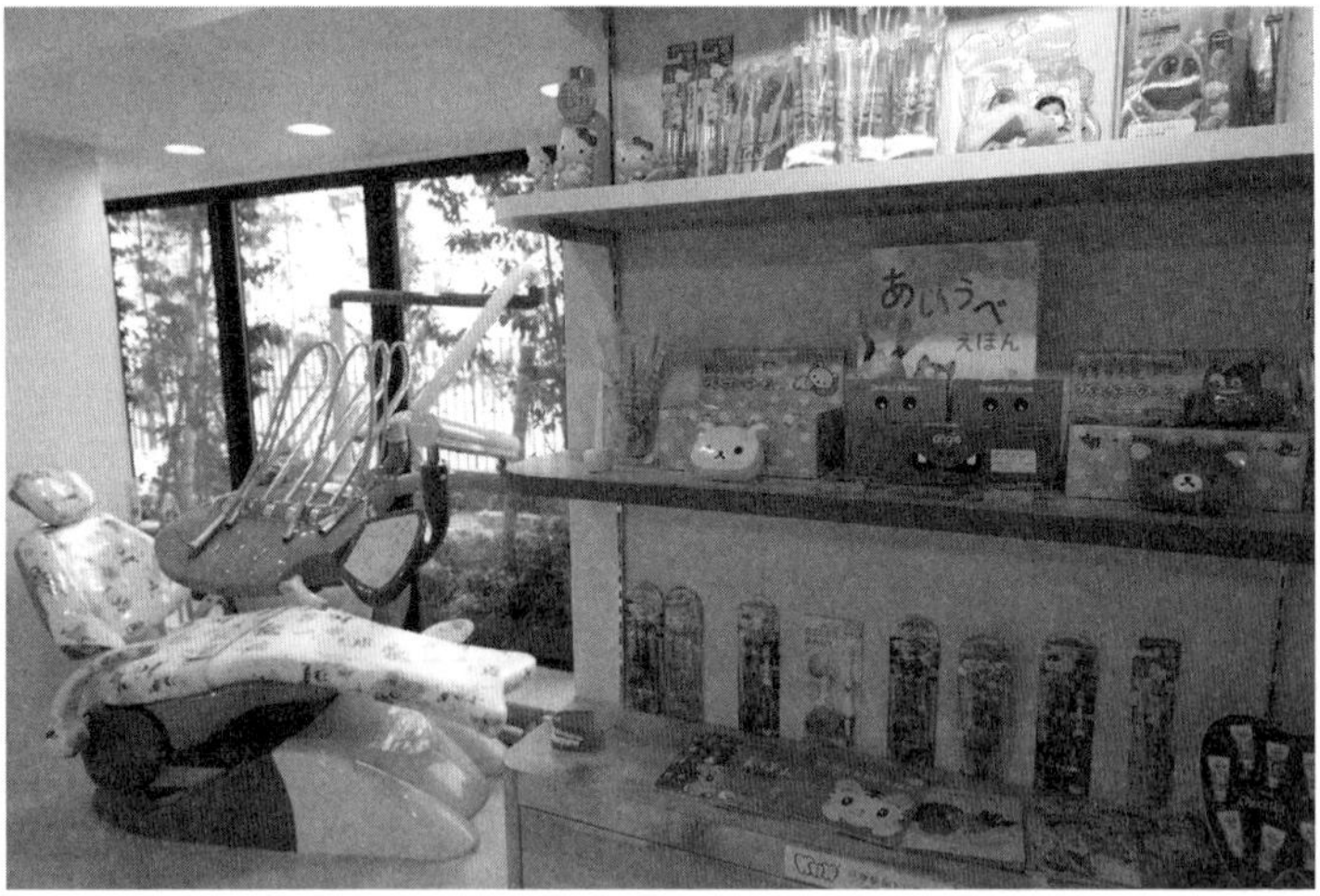

店でアルバイトを始めました。すると、売り上げ成績がどんどん伸びて、アルバイトなのに全国2位になりました。

当時、お客さんに靴をきれいに長く履いてほしいという思いから、靴のケアグッズを紹介していたのです。防水スプレーや消臭スプレー、靴紐、インソールなどのケアグッズをお客さんが靴とセットで買ってくれるので、一人あたりの客単価が自分だけ異常に高いという状態になりました。

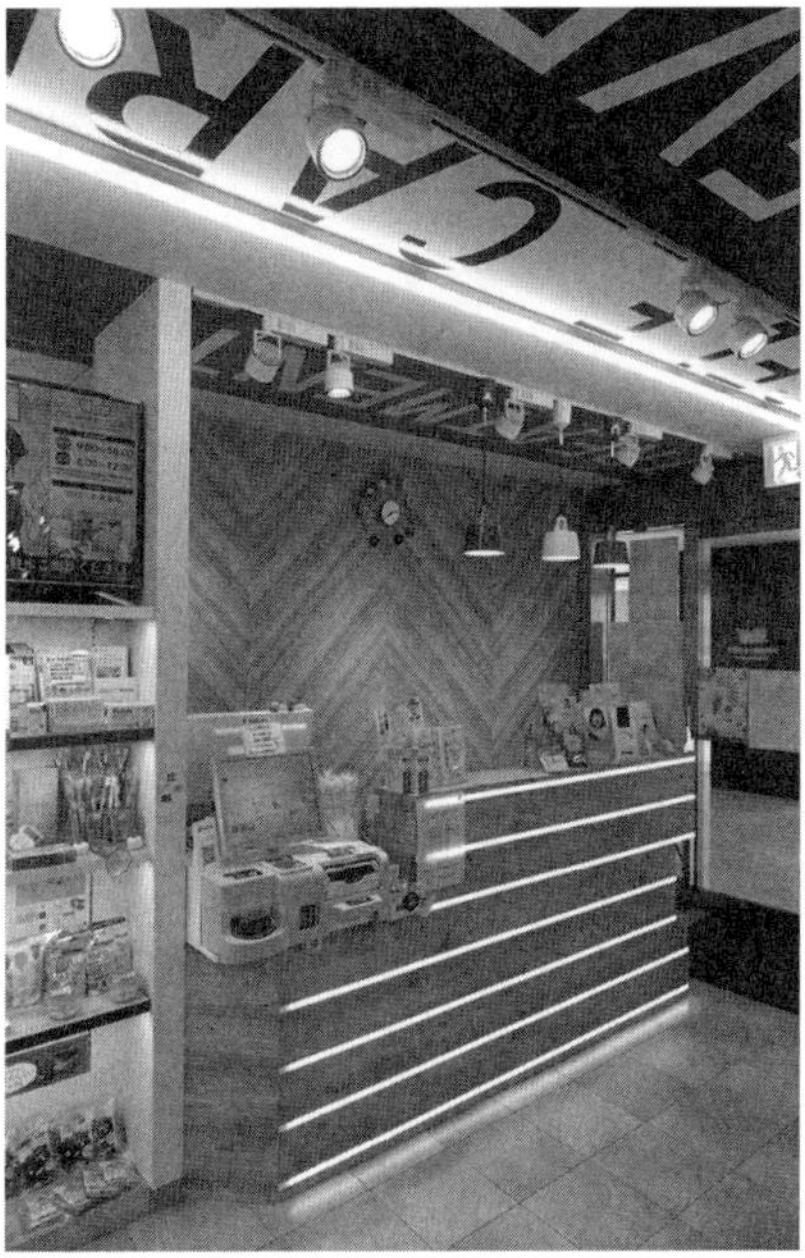

のちに私の方法がこの靴店のマーケティングに活かされるようになったほどです。

こういった異色の経歴が、卒業後の歯科医院の経営に役立っています。

開院するにあたっても、周辺住民600人にアンケートを取り、その方々のニーズを聞いて診療時間やメニューを決定しました。

噛み合わせの悪さが認知症や視力の悪化にも影響

歯科医師になってから歯科医院での診療のほか、神奈川歯科大学とウィーン大学の咬合医学研究所に所属し、脳機能・噛み合わせ・睡眠の関係を勉強しています。

患者さんの噛み合わせが治ることで、脳や睡眠にすごくいい影響が出ることがわかっており、認知機能の向上も注目されています。

認知症の人の多くが奥歯を失っています。逆に奥歯、特に第一大臼歯がちゃんと噛み合っている人は認知症になりづらいというデータもあります。インプラントなどで第一大臼歯を回復した人たちも、認知症になりにくいといわれています。

歯が揃っている人がガムをグッと噛むと、脳血流量が増加しますが、奥歯のない人は噛んでも血液が上がらず、認知機能がどんどん低下していきます。特に、集中力や意欲、共感力といった「人間らしさ」をつかさどる前頭前野の血流が増えて活性化するのです。

噛むことにより、脳に刺激を運び、神経経路に刺激を促します。特に奥歯を失うとこの神経系の働きが悪くなり、認知症に悪影響を及ぼします。

ですから、なるべく噛んで、血液を上げていくのが大事なんです。

また、噛むことや歯ぎしりをすることでストレスのコントロールをしていることも分かっています。日ごろの生活習慣や姿勢によって、どんどん噛み合わせも歯並びも崩れていきます。噛み合わせが悪い人は、視力も落ちていきます。

こういった噛み合わせの問題は、高齢者だけでなく若い人にもあります。

今は軟食の時代といわれていて、柔らかいものばかりを食べて育っているので、若い人の噛む力が弱く、あごが小さいんです。

その結果、歯があごに収まりきらず、歯並びが悪くなることも多いのです。そういったケースでは、唇と頬、舌の筋肉を鍛えて育てることで、歯並びが良くなる例もあります。筋トレをするためのプレオルソという装置を入れるだけで歯並びがどんどん良くなり、当院だけでも２６０人の方が実証済みです。

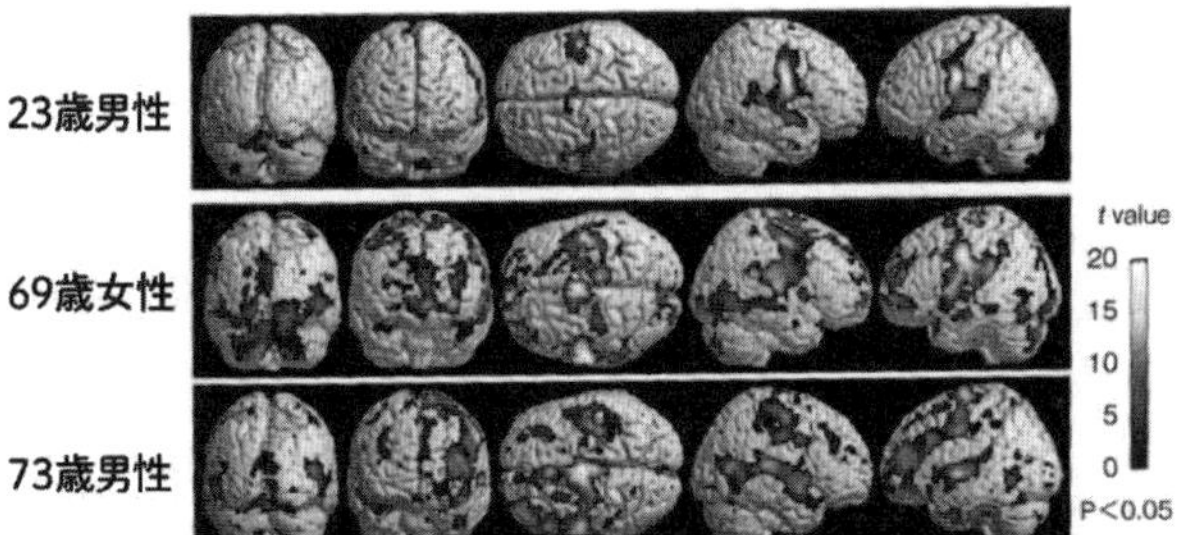

日本体育大学保健医療学部の小野塚實教授の実験

患者さんは「これだけで?」と最初は疑心暗鬼で始められるのですが、本当に歯並びがよくなって、舌が上に上がって視力が改善する人もいます。最近はスマートフォン、パソコンの使用時間が長くなり、多くの人の目が下転（下を向いている）状態にあることが重大な問題だと思っています。舌は口蓋から離れ、身体の土台としての役割を失い、鼻呼吸から口呼吸に変わり、首が前に倒れます。その代償として背中は伸び、胸郭は開いた状態になるので、横隔膜は柔軟性を失い、呼吸は浅くなり、自律神経は交感神経優位になります。

唾液でがんのリスクや自分の体質がわかる

噛み合わせから派生して、唾液の力にもとても注目しています。

噛むことで唾液がたくさん出ますが、唾液の中にはＩｇＡ（免疫グロブリン）をはじめ、体の健康を補助してくれる成分がたくさん含まれています。唾液は口の中をうるおすだけでなく、抗菌、免疫、消化などに関わる重要な成分を含み口内の細菌の増殖を抑え、口臭、虫歯、歯周病などから私たちを守ってくれています。

噛めば噛むほど唾液が出て、唾液が出れば出るほど体を守ってくれるのです。

唾液は、量も質も変えることができます。加齢によって、唾液腺という唾液を作る器官が減ってきます。そのため、唾液腺をマッサージしたり、ガムを噛んで、唾液を増やしたりするという方法があります。人工唾液、保湿剤でカバーすることもできます。

現在は、唾液でがんのリスク検査もできます。ＣＴもＭＲＩも血液検査もいらず、唾液だけでわかるのです。子どもの場合は、唾液を取ることで、「学習能力」「睡眠パターン」「身体能力」「感性」などがわかります。そういった検査をして、アドバイスしていくのも、今後の歯科医師の役割として期待されています。

まずは唾液を検査して、患者さん自身の唾液がどんなレベルなのかを知ってもらい、そのうえでケアグッズを処方してもらうことができます。

唾液を育てることで虫歯を削らない

唾液の力を認識できたことで、私は初期段階の虫歯を

作用の種類

自浄作用	歯や歯間に付着した食べかすやプラーク（歯垢）を洗い流す。
抗菌作用	抗菌作用をもつ成分が口の中の細菌の増殖を抑える。
pH 緩衝作用	飲食により酸性に傾いた口内の pH を中和させ虫歯を防ぐ。
再石灰化作用	飲食により溶けかかった歯の表面を修復し虫歯を防ぐ。
消化作用	酵素アミラーゼがデンプンを分解し消化しやすくする。
粘膜保護・潤滑作用	粘性のあるムチンが粘膜を保護し、発声をスムーズにする。
溶解・凝集作用	味を感じさせ、噛み砕いたり飲み込んだりしやすい塊にする。
粘膜修復作用	上皮成長因子と神経成長因子が傷を治す。

削る時代が終わったと考えています。

例えばスウェーデンだと、ある程度の大きさの虫歯までは削らないと国家のガイドラインで決まっています。

今は、洗口液や歯磨き粉が優れているので、虫歯が広がっていくことが少なくなりました。セルフケアをちゃんとすれば、虫歯を削らなくてもストップさせることはできるんです。歯ブラシ、フロス、歯間ブラシをきちんと選んで使い、自分の唾液の質をチェックすれば、虫歯が広がることはありません。

ある程度までいってしまった大きさの虫歯が小さくなるということはないですが、初期う蝕と呼ばれている段階は健全な歯質になります。

特に歯科で販売しているグミやガムは、噛むことで唾液を出し、虫歯予防に貢献しています。

唾液は、口の中をきれいにする、消化を助ける、食べ物を飲み込みやすくする、食べ物をおいしくする、虫歯を防ぐ、入眠をスムーズにする、という機能があり、なによりすごいのが、ウイルスと闘ってくれることです。

唾液がたくさん出ている人は、風邪もひきにくいですし、ウイルスにも感染しにくいことがわかっています。

そして、唾液を出すのに一番いいのがガムなんです。

さらにＰｏｓｃａ-Ｆというガムなら、初期う蝕を改善させることができます。

これは水溶性カルシウムとフッ素が配合されたガムで、唾液の質を変えることができ、その効果は科学的に証明されています。

しかも北海道のジャガイモからとったフッ素なので、化学合成物質ではなく安全です。

もう一つは、オーラバリアというラクトパーオキシダーゼという成分が入ったタブレットです。もともと唾液に入っている成分なので、さらにプラスして取ることで唾液の力を高めてくれます。

初期う蝕の患者さんには、こういったケアグッズをお勧めして、歯磨き指導をすれば、虫歯が広がることはないと考えています。

唾液検査システムで唾液の質がわかる

自分の唾液の質が良いか悪いかは、唾液検査システム（ＳＭＴ）で、簡単に検査することができます。

少量の水でうがいをすることで、虫歯菌、酸性度、緩衝能、白血球、タンパク質、アンモニアを測定し、虫歯や歯周病、口臭のリスクが分かります。

緩衝能（緩衝作用の強さ）が低いと酸性の状態にずっとい続けてしまうため、虫歯のリスクが高くなるのです。歯周病の治療が終わると、タンパク質・白血球・アンモニアの量が明らかに減っていくのもわかります。

唾液検査システム（SMT）を歯科医院で導入しているところも増えてきました。半年から1年に1回はチェックして、唾液の状態を把握しておくことは、虫歯リスクはもちろん、体の健康チェックとしても役立つはずです。

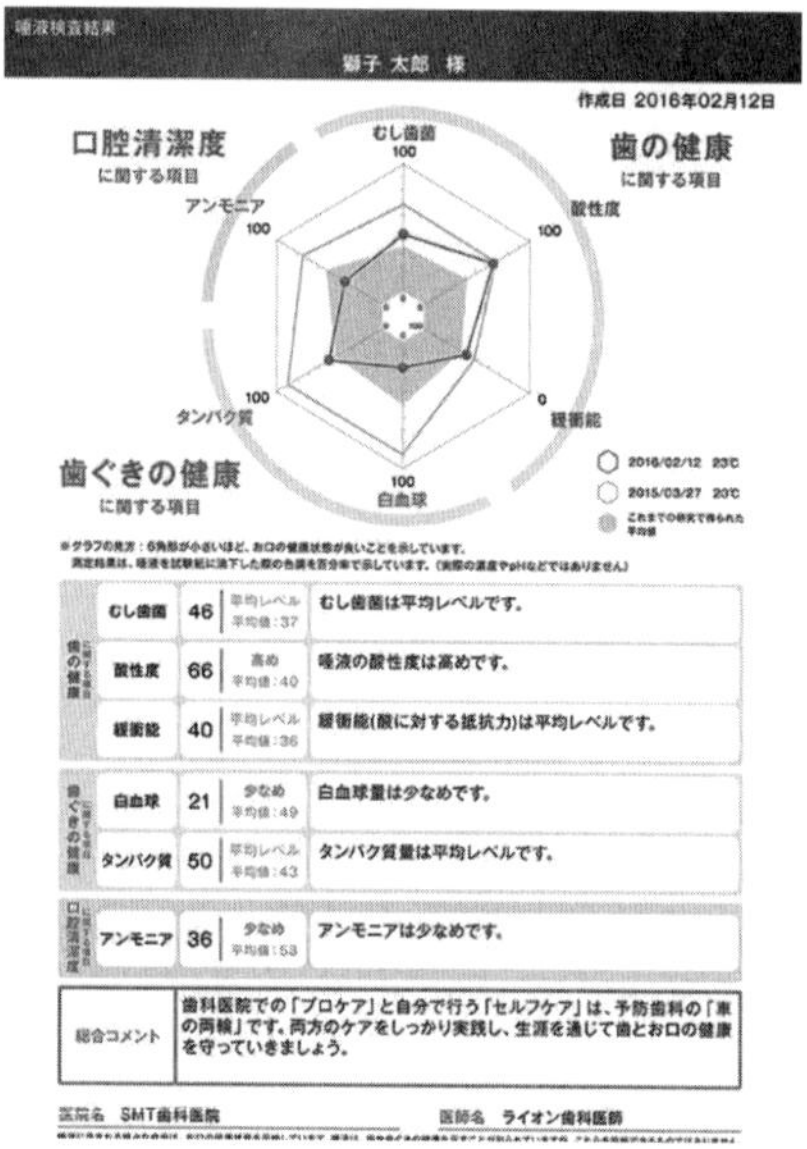
唾液検査結果
獅子 太郎 様
作成日 2016年02月12日

※グラフの見方：6角形が小さいほど、お口の健康状態が良いことを示しています。
測定結果は、唾液を試験紙に滴下した際の色調を百分率で示しています。（実際の濃度やpHなどではありません）

歯の健康に関する項目	むし歯菌	46	平均レベル 平均値：37	むし歯菌は平均レベルです。
	酸性度	66	高め 平均値：40	唾液の酸性度は高めです。
	緩衝能	40	平均レベル 平均値：36	緩衝能(酸に対する抵抗力)は平均レベルです。
歯ぐきの健康に関する項目	白血球	21	少なめ 平均値：49	白血球量は少なめです。
	タンパク質	50	平均レベル 平均値：43	タンパク質量は平均レベルです。
口腔清潔度に関する項目	アンモニア	36	少なめ 平均値：53	アンモニアは少なめです。

総合コメント	歯科医院での「プロケア」と自分で行う「セルフケア」は、予防歯科の「車の両輪」です。両方のケアをしっかり実践し、生涯を通じて歯とお口の健康を守っていきましょう。

医院名 SMT歯科医院　　医師名 ライオン歯科医師

歯科で未病がわかる時代に

唾液の量や質をチェックすることは、未病を防ぐことにもつながります。

患者さんにとって、歯科は歯を診てもらうところで、病気を診てもらうという意識はないと思いますが、歯科医師が唾液検査の結果から、体のこともアドバイスできれば、患者さんの安心にもつながると思います。

当院では、必ずおくすり手帳を出してもらうようにしています。歯周病と糖尿病の関係も深いので、飲んでいる薬から、全身の話も積極的にしたほうがよいと考えているからです。

また、待合室にある血圧計や血糖値測定器、酸素飽和濃度で数値を測定してもらう機会をつくることで、自分は健康だと思っている方にも健康への気づきを得てもらえるよう配慮しています。

当院は、「かかりつけ歯科医機能強化型歯科診療所（か強診）」に認定されています。認定を受けるには、歯科以外の医療機関と連携を図り、緊急事態にもしっかり対応できる体制を整備しておくこと、在宅医療（訪問診療）を行う関係機関とも連携し、必要に応じて情報共有することが求められます。

当院が目指しているのは地域の一次かかりつけ医なので、体に異変があった場合は、相談してもらえれば、専門医につなぐこともできます。

これから歯科が担う役割はどんどん大きくなっていくと思いますので、その仕組みづくりにも貢献していきたいと考えています。

【再治療を防ぐチカラ】

「最新テクノロジー」が虫歯を防ぐ

医療法人社団徹心会　理事長
下田孝義

いち早くＣＡＤ／ＣＡＭを取り入れる

近年、ＣＡＤ／ＣＡＭを活用した歯科治療が進んでいますが、私は２００９年にＣＡＤ／ＣＡＭを取り入れ、国内外で勉強をしてきました。

ＣＡＤはコンピュータによる設計（かぶせ物のデザイン）支援、ＣＡＭは製造（セラミックブロックの削り出し加工）支援という意味です。歯科でのＣＡＤ／ＣＡＭにより、歯の詰め物やかぶせ物、インプラント治療が、コンピュータで設計し、製造できるようになりました。これまでの手作業での製造と比べて、精度やスピード感が上がりました。

私が歯科大学を卒業して歯科医師になった１９９０年代は、歯科業界はまだアナログな世界で、パソコンも使わず、銀歯を作るのは手作業でした。

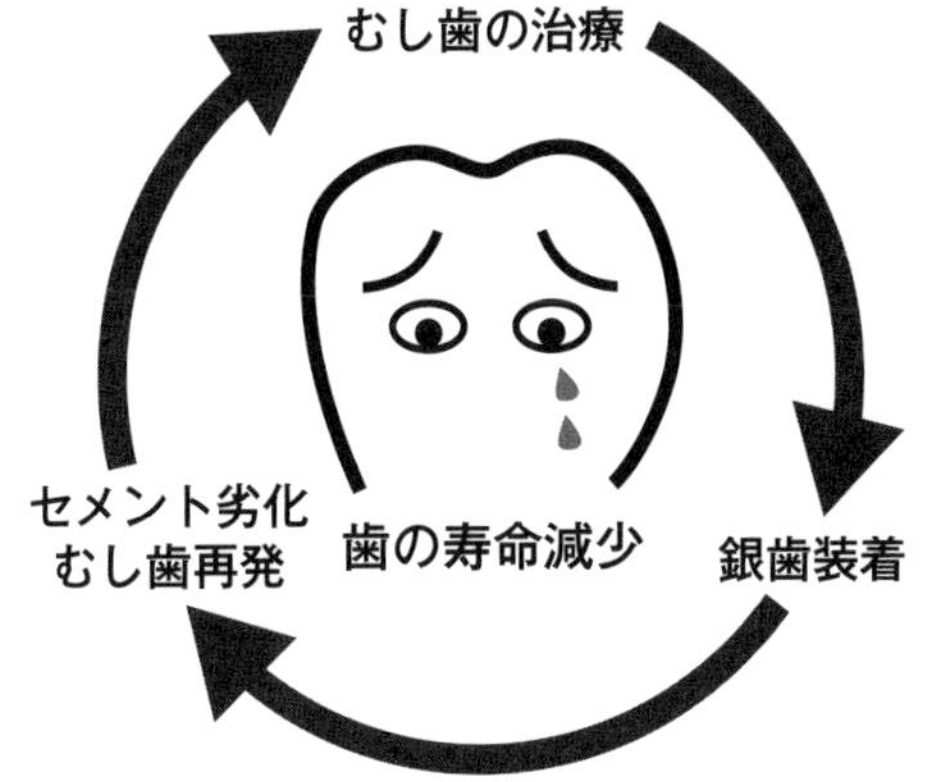

むし歯治療の連続は歯を失うことになる

これまで患者さんが歯にかぶせ物をするとき、型を取って、歯ができるまで仮歯で過ごし、後日、銀歯を入れるという流れでしたので、CAD／CAMによってセラミックの詰め物やかぶせ物が1日でできるという「速さ」は患者さんにも大変喜ばれました。途中で仮歯がとれて、救急で歯科へ行く……ということもなくなりました。

　また、粘土や石膏といった、これまで使い捨てていた材料が無駄になりません。型採りのときに嘔吐反射もなくなりました。

　また、CAD／CAMセラミックの材料は、工場で製作したブロックを加工します。従来の手製のセラミックと比較して、気泡や加熱によるヒビなどのテクニカルエラーが発生しません。常に高強度、高精度、審美性の高いセラミックが装着可能になりました。

１ＤＡＹで、審美性の高いセラミック歯の装着までできる。これは、患者さんにとっても、歯科医院にとってもメリットが大きい治療法でした。

ＣＡＤ／ＣＡＭセラミックは、長持ちする

セラミックの詰め物やかぶせ物は、銀歯と違って一回治療した歯の再治療リスクが非常に低いことがわかっています。

銀歯は、５～７年でやりかえるのが一般的です。セラミックだと10年後も96％の確率で歯を持たすことができるのです。

銀歯の場合、金属と天然歯の接着が、劣化して、細菌が侵入・繁殖し、虫歯が歯の中に侵攻していくことがよくあります。その結果、銀歯が外れたり、歯が痛くなったりということが起こり、結果、さらに歯が削られ、新たに治療費がかかってしまいます。

一方、セラミックの場合、接着が優れているので、細菌の侵入は、少なくなります。

当院でのＣＡＤ／ＣＡＭによるセラミックの設計・製造は、４万～12万円（税別）と低

価格です。そのため、人生の中で何度もやり返し、歯を削る。最終的には、抜歯に通じる虫歯の再治療のデメリットを考えると、審美性、費用対効果を考えCAD／CAMセラミックがお勧めといえます。

自分の歯でおいしく食事をすること。それが、健口長寿の秘訣だと思っています。

虫歯の再治療を防ぐ（セラミック治療は『接着』が命）

当院では、セラミック治療は、虫歯になりにくい＝再治療になりにくい治療だとお話をしています。セラミック表面には、装着直前に特殊な酸処理を行います。歯にも、唾液の分解とプライマー処理を行います。セラミックと歯の両者が接着剤となじみ、接着は完成します。

しかし、人の息＝湿度100％、お口の中は、接着しにくい悪条件です。

サウナやお風呂場でセロハンテープを壁に貼り付けようとしたらどうなるかを想像していただくとよいと思います。

だから、私たちは、セラミック治療の際には、唾液や湿度をしっかりコントロール（防湿）することで、セラミックと歯をしっかりと接着します。

防湿がうまくいかないと、接着の不備が起こります。隙間ができて虫歯になったり、割れたり、再治療が必要になってしまいます。

口の中の唾液や湿度をコントロールするためには、ラバーダムやＺＯＯといった装置が必須です。治療中、唾液のコントロールは行われますが、湿度まで気にしてくれる歯医者さんは、あまりいないのが実情です。

抜歯の原因の29・２％は、虫歯です。虫歯の再治療の連続から抜歯は、生まれます。

だからこそ、再治療になりにくい、ＣＡＤ／ＣＡＭセラミックをお勧めしています。

歯牙の破折を防ぐ（セラミックと共に時を過ごす＝Well being）

人生１００年時代、虫歯治療を受けたあとも、何十年と人生は続きます。そして、歯は5年、10年という長いスパンで使っていくと必ずすり減ります。しかし、銀歯はすり減らない。相対的にその銀歯は、高くなってしまいます。その結果、銀歯だけが、噛み合わせが強く当たり、歯が割れるということが、起こります。

一方、セラミックには天然歯と同様にすり減っていく素材があることをご存じですか？何年経っても違和感は、発生しにくくなります。「すり減らない素材が良い」と勘違いし

抜歯の主な原因（全体）

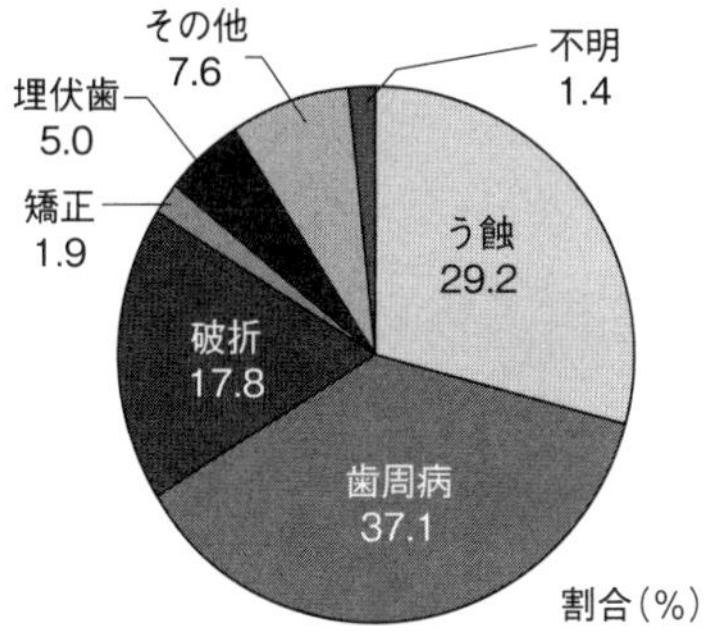

8020財団　第2回永久歯の抜歯原因調査報告書　2018年11月

てしまう患者さんも多いのですが、実は「すり減る」ことは、とても良いことなのです。

例えば、靴を買ったあと、最初は痛いところがあっても、だんだんなじんでラクになってくるのは、靴底が足癖に合わせて減ってくれるからですよね。

靴底が鉄板で全然すり減らないということがあれば、間違いなく膝や腰が痛くなります。

歯と同程度のすり減り具合が加味された素材が非常に優れているということを正しく認識していただきたいと思います。

抜歯の原因の17・8％は、破折が原因です。

「天然歯もすり減る」ということを理解することで破折予防も知ってほしいと思います。

「食を楽しみ、歌い、話し、笑う！」

人生の友として過ごすセラミックだからこ

そ、well ageing（一緒に歳をとる）していきたいと考えています。

ＣＡＤ／ＣＡＭセラミックでの１ＤＡＹ治療の流れ（最短60分）

１　スキャン（型取り）

治療する部分を削ったあとは、３Ｄ光学カメラを使用して患歯の撮影（スキャン）を行います。わずか数分で患部の歯が目の前のモニター上に再現されます。

２　設計

モニター上に数万の歯牙データをＡＩが解析し、性別、年齢を加味し、カメラで撮影した患歯の前後の平均値から理想的な歯牙形態を計算して10秒くらいで提案してきます。また、歯科技工士が、その場で歯牙の色を確認し、希望を聞きながら、数十種類の色からその方に合った色あいを選択しています。患歯は、色測定器を使い客観的に評価しています。

３　作製

ミリングマシンと呼ばれる機械（ＣＡＭ）が、コンピュータでデザインされたデータを基

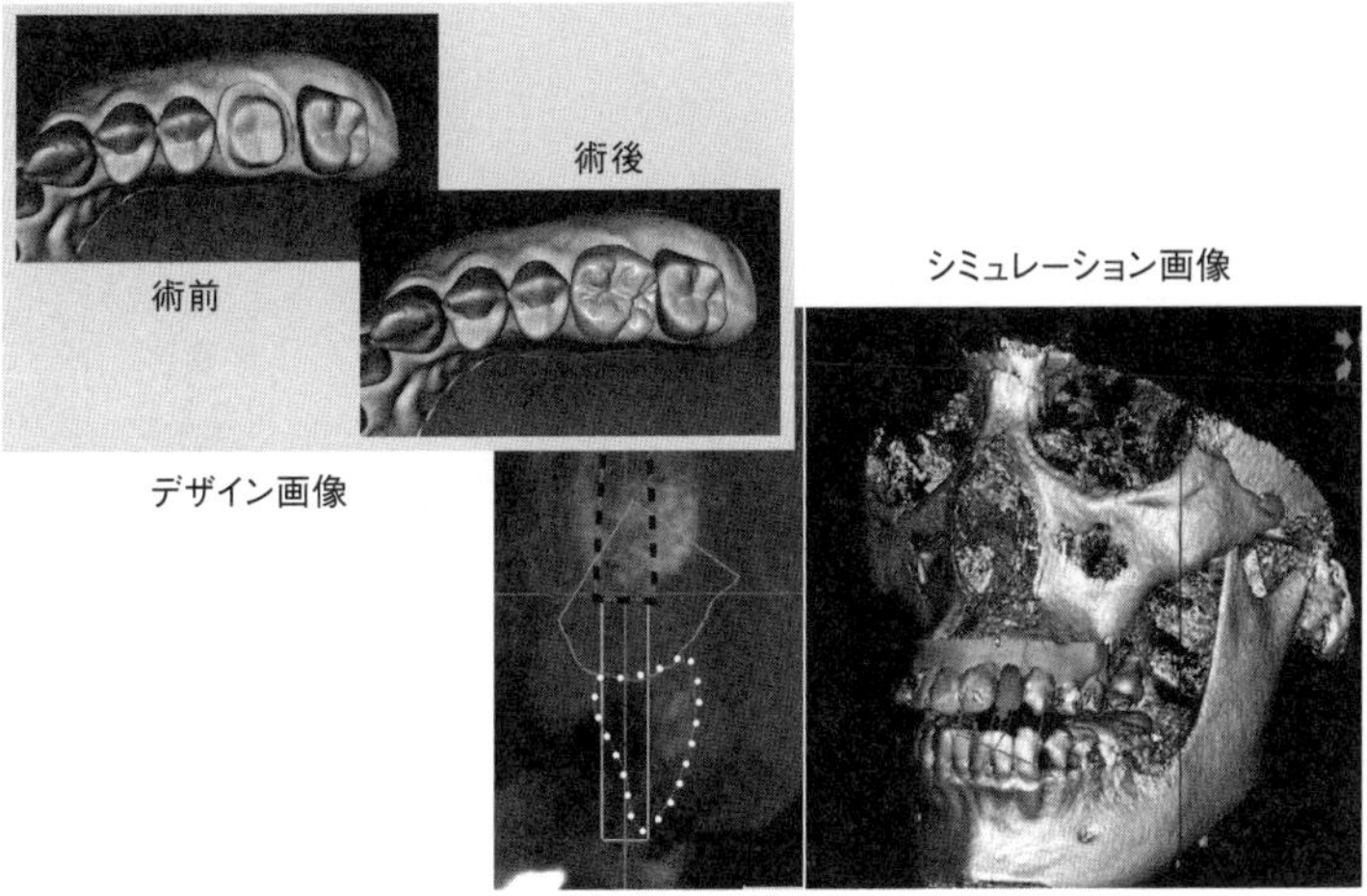

にセラミックブロックを削り出し、修復物を精密に整えていきます。ミリングマシンが設計データを基に加工します。(最短7分)

その後、歯科技工士が研磨して仕上げをします。

4　セット

ラバーダム防湿による、しっかりとした接着で、削り出されたセラミック修復物を口腔内へセットし、噛み合わせを調整して、完成します。これですべての治療が完了となります。噛み合わせの再現性が高く調整時間が、少ないことが特徴です。

注意：接着されたセラミックは、周囲の歯牙色をカメレオン効果で拾い同化、より近い色に変化します。

CAD／CAMで「1DAYインプラント」が実現

最近は、ＣＡＤ／ＣＡＭを応用したインプラントにも用途が広がっています。

従来のパノラマレントゲンでは、骨と神経の関係性（距離）は、分かりませんでした。歯科用ＣＴを使用することで、歯牙と骨の距離は、立体的に把握可能になりました。ＣＡＤ／ＣＡＭデータを融合させると、歯牙、骨、歯肉、復元された歯まで表現されたコンピューターシミュレーションによる診断ができるようになりました。

手術中、ドリルを入れるときに神経までが何㎜か、骨の硬さや柔らかさ、神経の位置も正確な診断をしていきます。神経損傷や大量出血といった事故を予防し安全面でも役に立ちます。

ＣＡＤ／ＣＡＭの機械は、ハードの精度、ソフトのサービスがさらに進化しています。

現在は、「１ＤＡＹインプラント」が可能になり、手術当日に仮歯を入れることもできるようになりました。

簡単にいうと、ＣＴを取って、抜歯して、ドリルして、インプラントを埋め込んで、仮歯まで入るという流れが１ＤＡＹで、可能なのです。

従来は一度抜いたら自然に歯肉が治るのを待って、３カ月後にドリルで開けてインプラントを埋め込んで、インプラントと骨が結合するまで３～６カ月待ち（合計６～９カ月）、それから歯を入れるという方法でした。しかし、歯がない状態が長く続くのは不自由ですし、忍耐が必要です。前歯だと非常に困ってしまいます。

それが１ＤＡＹインプラントなら、「歯を抜いて午後には仮歯が入る！」。

テクノロジーの賜物だと思います。

ただし、歯を抜いて穴が開いたままでは口の中の雑菌が入りやすくなるため、技術的にも難しく、リスクが上がるので実践している歯科医師は限られています（骨の条件によって、難しいこともあります）。

私は、抜歯即時埋入、即仮歯が理想だと考えており、十分な経験を積み、感染に十分な注意を払って、「１ＤＡＹインプラント」を行っています。

「歯を失っても、噛み合わせは、残していきたい！」

インプラントは、大切な歯を守っていきます。

1DAYインプラントの流れ

来院1回目（初診）
シミュレーション用CT撮影・診断・治療方針・見積もり等相談／契約
←
院内作業コンピュータシミュレーション、ガイドサージェリー製作
←
来院2回目
午前インプラント埋入手術　午後仮歯装着
←
3～6カ月後、骨の治癒
←
来院3回目
本歯の装着

新しいテクノロジーで歯科医療の扉を開けたい、そして、若い歯科医師の道しるべに

私が新しいテクノロジーを積極的に取り入れているのは、患者さんが、生涯自分の歯で食事をして、元気に笑顔で活動していけることを願っているからです。

思えば、私が歯学部5年生のとき、祖母が入れ歯で困っていて、「どうして入れ歯って型取りして作るのにこんなに痛いんだろう」と言っているのを聞いて、そこから強い思いが湧いてきました。

「より良い歯科医師を目指そう」という原動力になり、がむしゃらに勉強するようになりました。

親も歯科医師という2世や3世が多いですが、私の実家は本屋です。父親は、古本屋の店主でした。「すべてのことは本に書いてある」「本も読まないで分からないと言うな」と怒られて育ちました。新しい歯科技術を学び方は、知りません。卒業後は母校の図書館へ通い、歯学書を読み漁《あさ》り、そこから学んでいきました。

そのときの読書量は絶対的な自分の強みになっており、学び続けることが大切だと考

え、今も継続しています。

今後は、ＣＡＤ／ＣＡＭを利用した歯科治療の道しるべとなり、未来ある若手の歯科医師には、夢と希望をもってほしいと願っています。

歯科医療の進歩に貢献したいという思いを持っています。

【生活医療のチカラ】

健康長寿時代だからこそ、「生活医療」としての歯科医師を目指す

医療法人社団大志会 今井歯科　理事長・院長
今井恭一郎

歯科医院を生まれてから亡くなるまで通える「生活医療」の場に

私は、長野県の北部に位置する戸隠村という人口3000人ほどの山岳過疎地帯で生まれました。父は内科医でした。毎日、往診に行き、治療だけでなく、患者さんの手を握り、心の声に耳を傾けるような診療をしていました。1970年代～1980年代は、自宅で最期を迎える人が多く、特に、僻地においてはこの傾向が強く、幼い頃から「死」を身近に感じたものです。

近所の方や患者さんが自分の家族であるかのような環境で育ちました。村民の命を一身に背負い、朝から深夜まで働く父の姿に尊敬の想いを抱くとともに、その責任の重さに耐えられるのかと子どもながらに思っていました。村内放送で、「今井医院の今井先生、大

至急、役場まで連絡ください」と連絡があると、父は予期していたことのように、患者さんの容態変化を察し、往診車を飛ばし出かけた姿が今も目に浮かびます。

10代から20代には、さまざまな葛藤から、医師になるべきか、好きな芸術分野に進むべきか悩みもしました。戸隠が私の家族だったことで、私の選択は、医療と芸術を融合した「歯科医師」となりました。手先の器用さを活かせる仕事、医療への熱い想い、患者愛……「歯科医師」は、私の天職と気づき始めたのもこの頃からです。

歯科大学を卒業後、父の母校でもある地元の信州大学特殊歯科口腔外科の門を叩きました。医学部の総合病院では、先輩方、同僚にも恵まれ、さまざまな患者さんの診療に携わることができました。長野県内の舌がんや歯肉がんに代表される口腔がん治療の中心的な役割を担う病院での経験は、今でも私の歯科医師人生の財産になっています。

口から栄養が取れなくなると、鎖骨下から点滴をしたり、鼻から栄養剤を入れたり、胃ろうを造設することもありました。患者さん本人は、回復過程において、なかなか言葉を発することができず、寝たきりの状態が長く続くこともあり、患者さんにとってより良い医療とは何なのか、若造ながらも悩んだものです。

患者さんへのがんの告知から、治療、そして時には、最期の看取りまで携わったことで、私自身がどういう医療を目指すのか、考えさせられました。毎日が勉強、患者さんに教えてもらうことばかりでした。

このような経験から死生学の研究会に属し、ホスピス医療やターミナルケアの現場で働く方々から、「死」に対して、どのような心の準備をし、生きるべきか学びました。

この学びを通じて、「歯科医師」として私が生涯を通じてやらなければならないと思ったこと、それは「歯科医院を拠点とした村作り」という構想でした。

歯科医療は、さまざまな診療科のなかで一番、患者さんと近い距離にあると考えました。生まれてから亡くなるまで、健康なときも病めるときも、継続して通院してもらえるような歯科医院を作りたいと考え、「生活医療」を提唱する歯科医師を目指すことにしました。

「生活医療」とは、万病は生活のなかに隠れているため、健康であるときも病めるときも、その方の人生の中に入り込み、手と手を取り合う医療のことを意味します。歯科分野では予防歯科として定期健診が行われていますが、さらに広義に、口腔内の健康だけでなく、その方の健康をサポートするという意味で「生活医療」と名付けています。口の中だけではなくて、患者さんそのものを診る医療と言い換えることもできます。

きっかけは口の中かもしれませんが、年齢とともに、患者さんの生活環境がどのように変わってきているのかに注視することは、患者さん自身の解決能力の向上にもつながり、生活環境のなかに存在する解決のヒントを見逃しにくくなります。口の中は、患者さんが今まで生きてきた履歴書です。その履歴書を読み取り、ともに解決を図っていくのが、私たち「歯科医師」の役割でもあります。

心身の調和を目指してデンタルリフレクソロジーを取り入れる

当院では、デンタルリフレクソロジーを取り入れているのも特徴です。

デンタルリフレクソロジーは、反射区と呼ばれる特定部位を刺激することで、心身の活性を促す療法のことです。よく耳にするツボとは異なります。歯肉にある反射区を刺激することで、対応する全身の各部位を活性化させるマッサージともいえます。

デンタルリフレクソロジーの効果としては、ストレス軽減、外見的な変化が挙げられます。

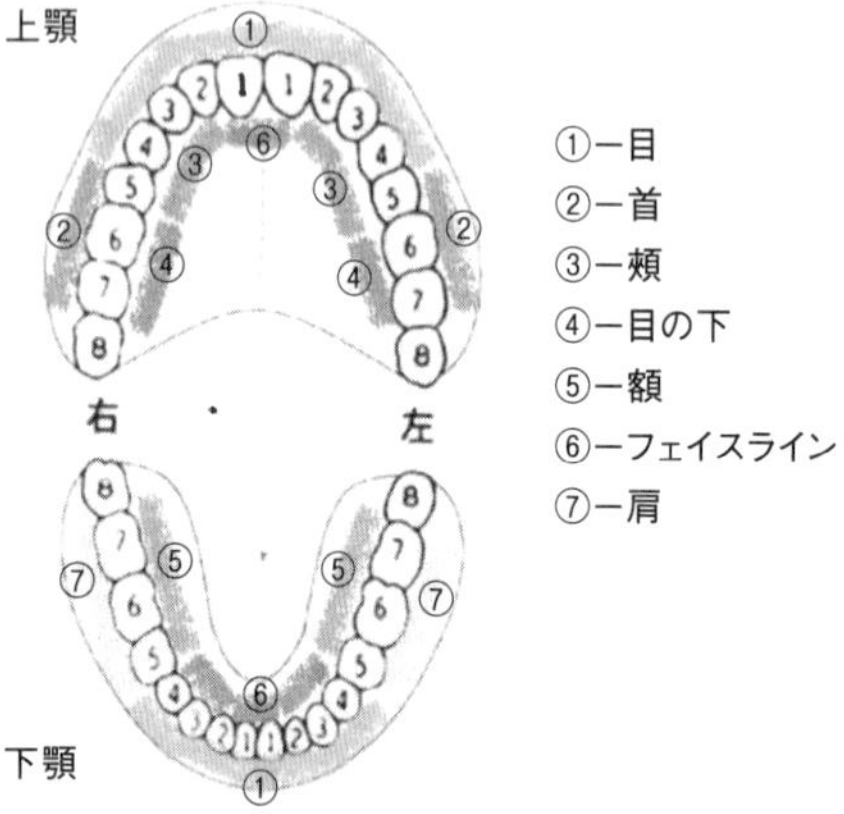

ガムチャート概略図

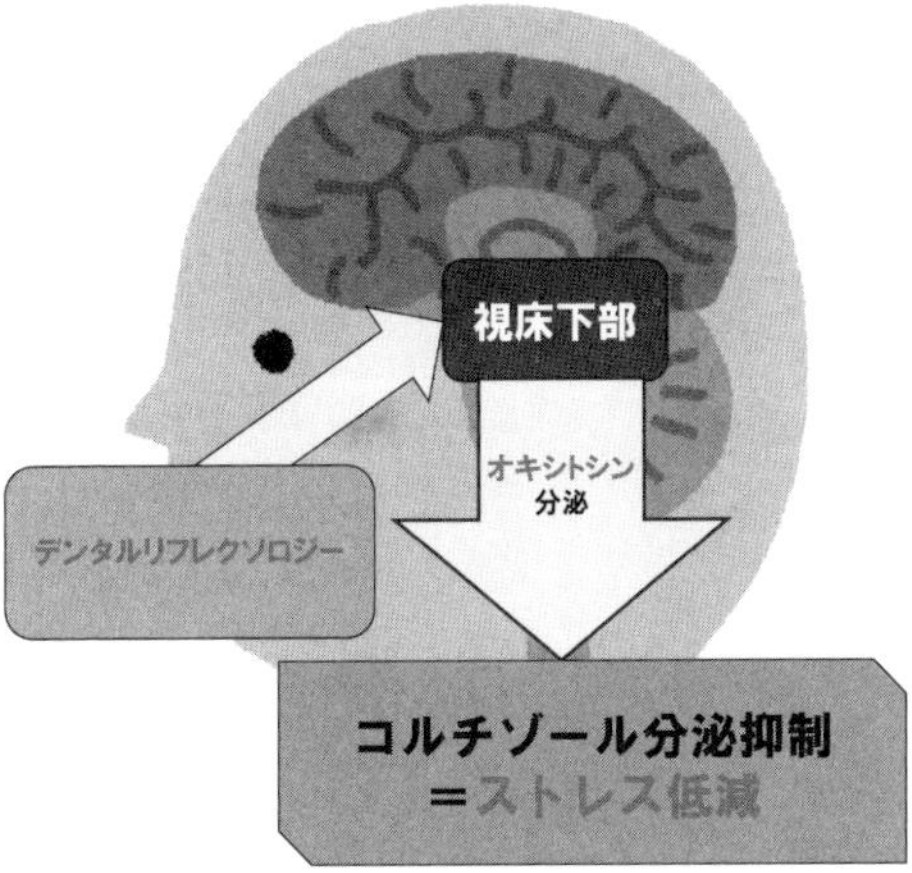

生物学的な反射による効果だけでなく、脳伝達物質による効果といわれています。

　では、ストレスとはなんでしょう。ストレスがかかるとノルアドレナリン神経活性から副腎皮質でコルチゾール分泌が過剰になります。分泌が過剰になると、自律神経が乱れ、傷が治りにくくなり、病気になりやすくなるといわれています。

　デンタルリフレクソロジーにより、視床下部から幸せホルモン、愛情ホルモンといわれるオキシトシンが分泌され、コルチゾール分泌を抑制しストレスが低減されます。また、オキシトシンは、脳幹に作用しセロトニン分泌を促進し、覚醒、心の安定、自律神経の調整、痛みの抑制、姿勢の維持にも関与します。このセロトニンの作用が、抗重力筋増強

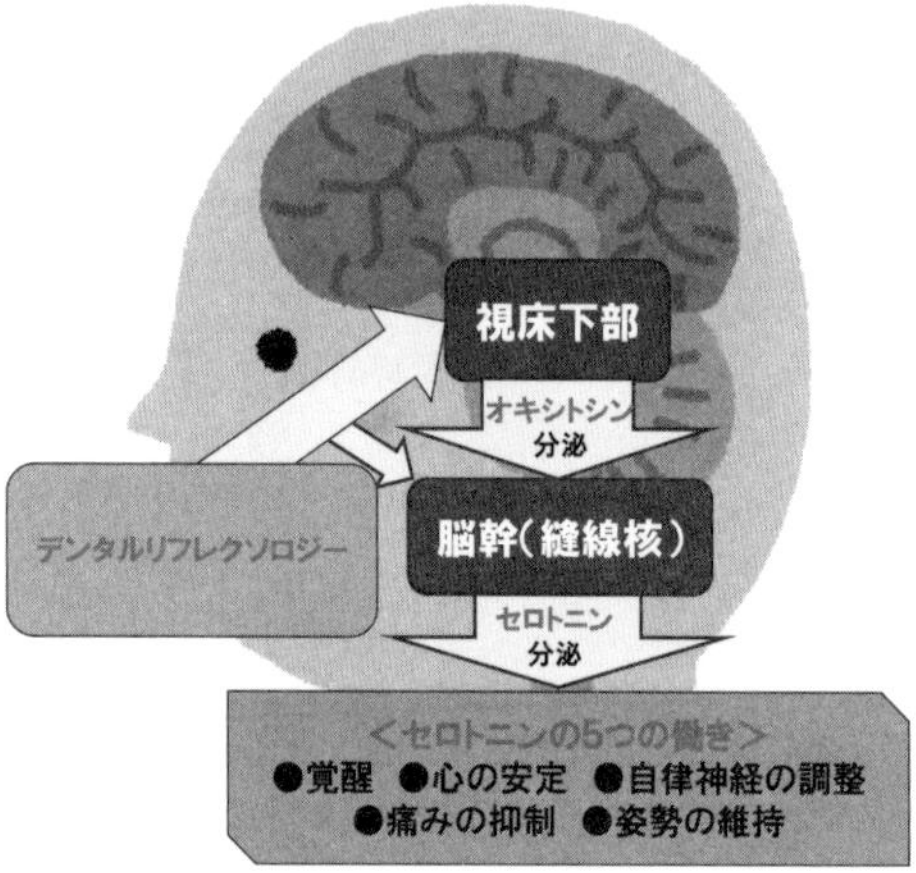

による外見的変化につながります。

ストレス値の客観的な実験結果を示します。施術直前と施術直後のおのおのの唾液中ストレスマーカー量を測定した結果です。ストレスにより高値を示すといわれるアミラーゼ活性、コルチゾール濃度が、施術後に明らかに減少しています。

どこが痛いか分からないけど痛い、痛いとまでは言わないが違和感がある、歯肉やあごのあたりがしびれているなど……診断しにくい、病名をつけにくい症状の代替治療としてデンタルリフレクソロジーは効果的と考えられます。

当院では、通院されている方の問診を通して、デンタルリフレクソロジーが効果的と思われる方に提案しています。施術時間は、お

唾液アミラーゼ活性

施術前数値30以上

ID	施術前	施術後
1	35	16
2	36	24
3	40	23
4	44	28
5	46	23
6	47	4
7	73	61
8	84	48
9	86	18
10	87	56
11	98	16
12	153	58
avarage	69.083	31.25
SD	35	19.25
count	12	12
SE	10.104	5.557

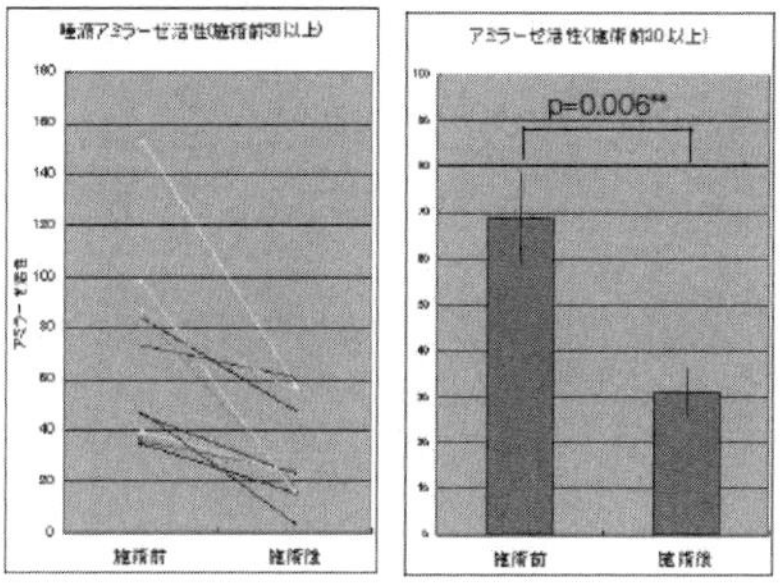

唾液アミラーゼ活性は施術により
有意差をもって減少

**p<.01, *p<.05, †p<.1

唾液コルチゾール

140206	Salivery cortisol	
ID	前	後
1	0.0619	0.1006
2	0.0869	0.0746
4	0.0909	0.0742
5	0.1415	0.0897
6	0.163	0.0681
7	0.1438	0.0688
8	0.2952	0.1411
9	0.1655	0.1686
10	0.1576	0.0962
11	0.1515	0.0898
avarage	0.14578	0.09717
S D	0.0638756	0.0330687
count	10	10
SE	0.0201992	0.0104572

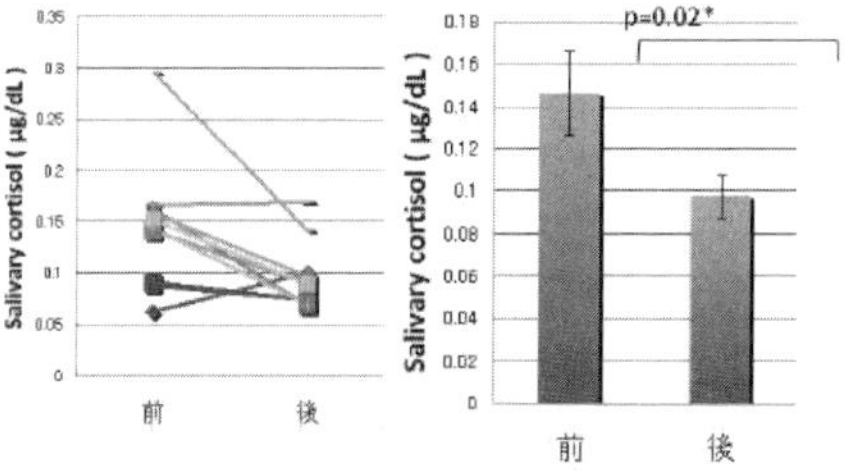

唾液コルチゾールは施術により
有意差をもって減少

よそ1時間です。1カ月から3カ月に1回、施術を受けている方が多いです。デンタルリフレクソロジーは、患者さんと歯科衛生士のコミュニケーションの場でもあります。患者さんを知る、患者さんに知ってもらう、そんな至福の時間でもあります。

健康に生きるためのザイゴマインプラント

大学病院での口腔外科の治療では、口腔がんを克服した患者さんが、口腔機能を回復して噛めるようになり、口から食事を摂取してもらうことで、元気になっていく様を間近に見てきました。口は健康の入り口です。食事を摂取したり、会話をしたり、重要な機能を担った器官です。

当院では、今までの経験を活かし、口腔がんのような治療により顎骨を切除した方、なんらかの原因で顎骨が極度に痩せた方、通常のインプラント治療を行うことが困難な方に対して、口腔機能を回復してもらうため、頬骨を利用したインプラント治療であるザイゴマインプラントを取り入れ、日帰り手術にて、患者さんに固定式の歯を入れています。

通常のインプラント治療では、顎骨にインプラントを埋入して、インプラントが骨と結合するまで3～6カ月間待ち、かぶせ物をインプラントと固定するという方法をとりま

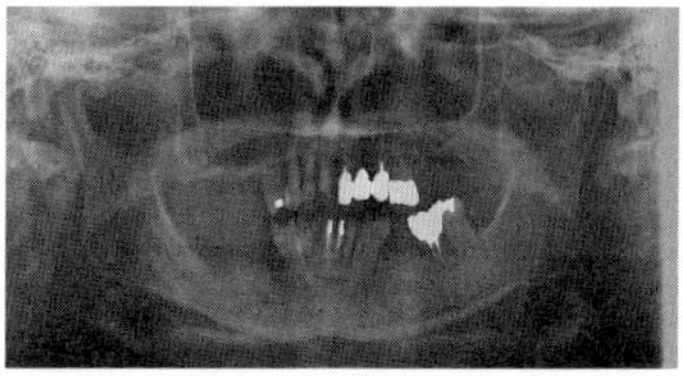

術前レントゲン写真

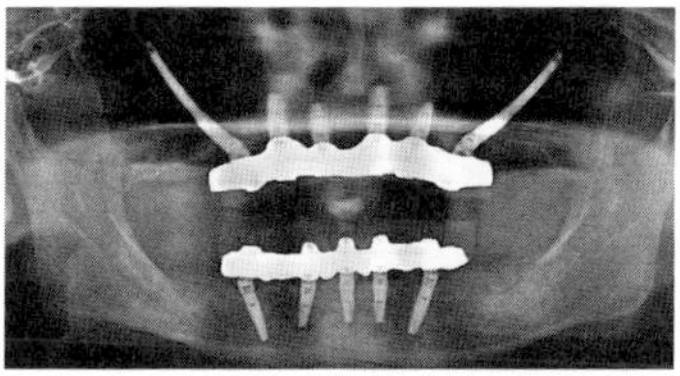

術後レントゲン写真（術3年後）

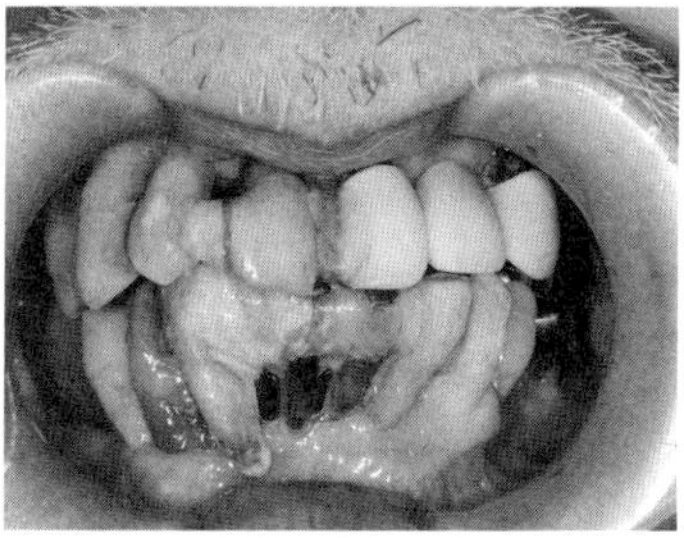

術前口腔内写真

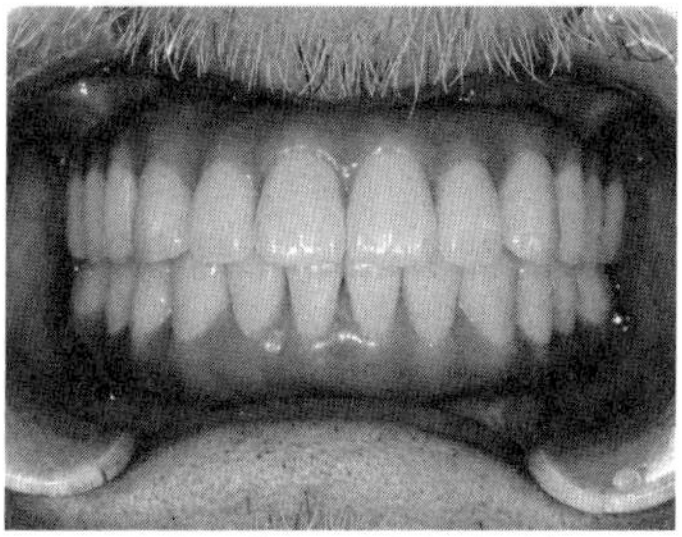

術後口腔内写真（術3年後）

す。一方、ザイゴマインプラントは、抜歯からザイゴマインプラントの埋め込み、かぶせ物の装着までを1日で行うことができ、日帰りが可能なのです。

　ザイゴマインプラントは、１９９０年代から始まり、すでに20年以上の実績があります。現在行っている上顎無歯顎インプラント治療のうち、10～20人に1人くらいの方がザイゴマインプラントの適応となります。

　頬の骨というと、眼窩の間近までインプラントを埋入することになるため、リスクを気にされる方もいますが、十分な知識と技術があれば、決して危険な手術ではありません。

　痩せてしまった顎骨に骨移植を行うよりも、元からある頬骨を利用するほうが、術後も長期に安定すると考えています。そのため、遠方から来られる患者さんもおり、その日のうちにかぶせ物まで入ることに驚き、大変喜んでいました。手術前と比較し、歯並びも格段に良くなり、心身ともに若さを取り戻す患者さんばかりです。

ザイゴマインプラントは、国内でも施術できる医療施設が非常に少ないといわれています。基本に忠実に行うことが、手術成功の鍵であるだけでなく、術後の長期安定につながります。後進を育てる教育も先ずは基本を押さえることから。今後は、外科治療分野でもデジタル（Ｄｉｇｉｔａｌ）との融合が加速していきます。デジタル化は、ザイゴマインプラント治療の一助になると思われます。

「佛心鬼手」の精神で患者さんに接する

私は、医療人として「佛心鬼手」という言葉を大切にしています。本来は「鬼手佛心」という言葉であり、外科医が一度、メスを握ったら、オニのように迷うことなくメスを走らせなさい。しかし、そのメスの先には、ホトケのような心を宿らせ、愛情をもち患者さんに接しなさいという教えです。

父の診察室には、「佛心鬼手」という額が飾られていました。患者さんへの愛情が一歩先にあり、ただし、メスを持ったら迷うことなく、全力で持てる技術を出し尽くしなさいと解釈しています。「佛心鬼手」の精神は、私たち歯科医師が利き手で器具を持ち治療を行い、もう一方の手でしっかりと患者さんの心を支えるという想いにもつながります。

医療人には、このバランス感覚が大切だと思います。

当院は「手と手をつなぐ」を経営の理念としています。

開業して15年になりますが、徐々に「村作り」ができているのではないかと思います。歯科医院を中心とした「小さな村」から一歩も二歩も進んで、近隣の歯科医院、他職種、地域中核病院、そして全国の歯科医院、大学病院とも連携した「大きな村」を目指します。これからも「生活医療」を担える歯科医院をスタッフだけでなく、患者さん、関係者の方々、地域の方々とともに作り上げていきます。

【医療連携のチカラ】

内科や耳鼻科と連携した、優良歯科を目指す

医療法人社団佑健会　理事長
河野恭佑

歯科医師が耳鼻科をプロデュースする理由

私は歯科医師として患者さんの治療をする一方で、グループ医院の経営者として、25の医院を開業してきました。歯科だけでなく、耳鼻科の開院も行いましたが、その理由はこれからの時代、歯科と医科が連携することが重要だと考えているからです。

特に喉頭のあたりは耳鼻科と歯科の領域が被っています。

「のどに魚の骨が刺さった」という場合、歯科医院に来る患者さんが多いですが、それがのどの奥のほうだと耳鼻科の先生にファイバースコープを使ってのどを見てもらい、とってもらったほうが早いこともあります。

口内炎や口腔がんも耳鼻科と歯科の領域が被っているので、両方で診断することができ

れば万全です。

歯並びの悪さが呼吸に影響することから、睡眠時無呼吸症候群の治療も、歯科と耳鼻科の領域が被っています。当院の場合は、立地も歯科と耳鼻科が隣同士なので、すぐに連携し合えるため、患者さんに喜ばれています。

患者さんは、耳鼻科での治療が必要になったとき、あらためて耳鼻科を探す必要がなく、「隣の耳鼻科でも診てもらいましょう」と、すぐに移動して診察や治療が受けられるのです。

例えば「口の中が痛い」と感じたとき、患者さんはどの科へ行けばいいのかわからないことも多いと思います。そんなときに、歯科、耳鼻科が同じグループで連携していると、すぐに紹介ができ、たらいまわしにされることなく、スピーディに治療ができるのです。

歯科医と耳鼻科医、内科医が一緒に治療

ときには、私が耳鼻科まで行って、耳鼻科の医師と一緒に診るというケースもあります。

ある患者さんは、咽頭にできものができていたのですが、ちょうど耳鼻科と歯科の領域の境目くらいのところでした。そこで、私も同行し、隣の耳鼻科へ行ってもらって、治療

法を検討するといったこともありました。

ほかにも、疲れがとれない、夜の寝つきが悪い、昼間に眠くなってしまうという理由から睡眠時無呼吸症候群の疑いが考えられました。そこで、無呼吸の調査を耳鼻科でして、歯科でマウスピースを作るという連携をしたこともあります。

内科の場合は、例えば血圧が高かったり、糖尿病をもっていたりする方は、医師と一緒にデータ管理を行い、時には立ち会ってもらいながら歯科診療をすることもあります。

高齢者や基礎疾患をもっている患者さんは、歯周病など口腔内に問題があることが多く、まずは歯周病を治すことが体の改善につながるケースも少なくありません。

インプラントの手術の際も、疾患によっては内科医に立ち会ってもらっています。

疾患がある患者さんも安心して歯科治療が受けられます。それが医科歯科連携で実現するのです。

患者さんの負担を減らす「デジタルデンチャー」という技術

私は経営面だけでなく、技術面でも新しい取り組みに挑んでいます。

それは、入れ歯が簡単に作れるようになる「デジタルデンチャー」の開発です。歯科技工士が歯のかぶせ物や入れ歯を作成するとき、これまでは粘土のようなもので口の中を型採りして行うことが主流でした。しかし、今はかぶせ物を作るときは、カメラで口の中を撮影し、歯の形や歯肉をスキャンして、データ上で作ることが普及しています。

一方、この技術で入れ歯を作るシステムが確立されていないので、私の組織で開発することになったのです。入れ歯を作りたくても、終末医療や在宅医療で体が動かなくなった方、口が動かしづらくなった方は、型を採る型枠を口の中に入れるのが難しくなります。作るときはあごの噛む動作をして噛み合わせを採りますが、それもできない場合があります。

しかし、「デジタルデンチャー」を用いれば、そのような患者さんに対して型採りの作業がなくなるので、負担が少なくなるのです。

これまでの、粘土のようなものを口に入れて模型を取るやり方では、口が開かない方だと30分~1時間ほどの時間を有する場合もあります。

これが、「デジタルデンチャー」を使えば、スキャンするカメラの精度にもよりますが、5分程度、早ければ1分で上下とも終わります。

また、模型だと、変形や破損の可能性があります。しかしデータなら変わらない状態でずっと残しておけますし、もし入れ歯が破折や紛失した場合でもデータで何個でも作り直しができるというメリットもあります。

すでに５人ほどに実際に使ってもらっており、現在順調に進んでいますので、今後もより多くの患者さんに使ってもらえると考えています。

私は、患者さんの負担を減らし、よりよい治療が受けられるよう、グループ経営や技術開発など、積極的に新しい取り組みを行っています。

こうした取り組みを行うのは、患者さんのためであるのはもちろん、歯科業界の未来を見据えてのことでもあります。歯科医院は、しっかりビジョンをもって、他院との差別化をしていかないと、今後、生き残っていけないのではないかという危機感をもっているのです。

１年間に１６００軒もの歯科医院が閉院しています。歯科医院としてのビジョンがなく、特徴もなく、ただなんとなくやっているところは、患者さんが来なくなり、大きな総合歯科に吸収されることも少なくありません。

また、今の歯科医院は60代の歯科医師が３割以上を占め、歯科医師の高齢化が顕著で、これから引退する人も増えてくると予想されます。

このような歯科医院の現状から、皆さんが通っていたところが突如閉院となり、治療が受けられなくなることも起こりうる時代なのです。

二極化する歯科業界

私は今後、歯科医院は、総合的な歯科診療ができる大きな組織と、専門的な分野に特化した歯科医院の二極化が進むのではないかと予測しています。

例えば、専門的な分野に特化した歯科医院は、一般の歯科医院では治療できない患者さんが集まってきます。

根管治療を武器にしている歯科医院には、歯をなるべく残したいという人が集まります。インプラント治療をするのに特化した技術力のある歯科医院には、インプラントをしたい人が集まります。このほか、歯周病が進んだ人の歯をなるべく残す再生療法の歯科医院など、専門性に突き抜けたところには患者さんが集まるのです。

一般の歯科からのこうした専門歯科への患者さんの紹介も多くなると思われます。

一方、大きな組織の場合は、根管治療のスペシャリストやインプラント治療のスペシャリストがそろっていて、幅広い治療に対応する圧倒的な総合力があります。患者さんにどんな疾患があっても、その組織のなかで対応できるという強みを持っています。

このように今後、歯科医院の二極化が進むことが考えられるのです。

しかし、「街の歯科医院はなくなるの？」といえば、そうではありません。

総合歯科や専門医が近所にあるとは限らず、やはりすぐにかけつけられる近所のかかりつけ歯科医の存在は大切です。

患者さんはかかりつけ歯科医をもちながら、必要なときに総合歯科や専門歯科を紹介してもらえる、そんな体制をとっておくことが、最も心強いのではないかと思います。

また、これまで、専門的な治療というと、大学病院を紹介されることが多かったと思います。しかし、大学病院は予約がとりづらかったり、遠方にあったりします。

専門的な歯科医院が町に増えていき、近場で高度な治療ができるようになることは患者さんにとってメリットとなるはずです。

優良な歯科医院の見分け方

皆さんが歯科医院を選ぶとき、「どこに行けばいいのかわからない」と迷うことも多いと思います。なかには「歯科医院を何度も変えているがいいところが見つからない」という方もいます。そこで私から見て、優良な歯科医院の見分け方をお伝えします。

受付の対応がしっかりしている、スタッフの挨拶がきっちりできる、明るく清潔な院内であるという点が基本です。

難しい治療を行ってくれる希少な歯科医院であっても、受付の対応が悪いと、治療に行きつくまでに不安になりますし、信頼関係が築けません。最初に感じのいい対応を受けたうえで、治療が始まった際、コミュニケーションがしっかりとれる歯科医師だと安心できるはずです。

患者さんが言いたいことを言えて、それに対する説明を歯科医師がちゃんとしてくれる。今も昔もそこが優良な歯科医院のポイントだと思います。

歯科医師の細かい技術を患者さんが比較するというのはなかなか難しいので、入りやすい雰囲気の歯科医院かどうか、接客と人間力に不安がないか。まずはそこをチェックして、歯科医院を選んでください。また、人づてに評判を聞いたり、ネットでの口コミをチェックしたりするのも、参考になると思います。

いい技術をもっているのに、接客や経営ができておらず、患者さんの満足度が低くなっている歯科医院はたくさんあります。

歯科医師は大学や大学病院では、接客や経営については学びません。そのため、そういった知識がないまま開業すると、患者さんに満足してもらうのはなかなか難しくなります。

歯科医院を作るという立場から見ると、歯科医院も患者さんと接客するというところでは、サービス業の一種ともいえます。そういう意味では、接客マナーなどの知識は身につけておく必要があります。

また、患者さんが心地いい歯科医院を作るには、院長とスタッフのチームワークが欠かせません。それでこそしっかりした受け皿が整うと思います。

そして、患者さんが望む治療ができる技術力があり、継続して経営していける組織力がある、そういった歯科であれば、安心して治療が受けられるでしょう。

歯科業界の未来へ向けて貢献していきたい

私は「歯科業界をもっともっと良くしていきたい」という夢を、小さい頃から持っていました。

母が歯科医師で、その背中に憧れがあって、幼い頃から歯科医師になりたかったのです。

歯科医師としてやりたいことは、自分ひとりではできないなということがわかって、将来連携したい人や、将来この人とやっていきたいという人のリサーチを中学・高校のときからしていました。それが今につながっています。

医科や薬科にはすごく大きな組織があり、著名な先生たちがいるのですが、歯科業界は組織が少なく、横のつながりがとれていません。

これから先、新しい歯科医師の道しるべになるような歯科業界の新しい仕組みを、今までの歯科医師たちがやってきたことを大切にしながら作っていきたいという思いがあります。

10年後に「歯医者になりたい」という人が増えたり、歯科がテーマのドラマがいっぱい作られる、そういう世界をイメージして、これからも歯科業界に貢献していきたいと考えています。

そうして歯科業界が発展していけば、患者さんに「もっと早く来ればよかった！」と言ってもらえる歯科医療につながっていくと思います。

【総合歯科医療のチカラ】

「多機能型歯科医院」で歯科医院の価値を示せ

医療法人社団湧泉会 ひまわり歯科　理事長・院長
岡本佳明

高齢者の低栄養を歯科で改善する

当院は「ひまわり」が町花の海田町（広島県）にあります。開業当初、「町のみんなの歯医者でありたい」という思いがあり、「ひまわり歯科」と名付けました。

今、歯科医院の外来に来られている半数以上の患者さんが65歳以上になってきています。そして、高齢者の低栄養状態が社会問題になっています。

飽食の時代の日本で、実は高齢者の栄養状態が悪いことに驚かれる方も多いでしょう。今の高齢者の皆さんは、戦中・戦後を経験し、小さい頃から「粗食こそ健康だ」と言われて育っています。また、糖尿病などの生活習慣病は、カロリー過多から起こるケースが多いという情報もあり、高齢者は「粗食がいい」と思い込んでいるのです。

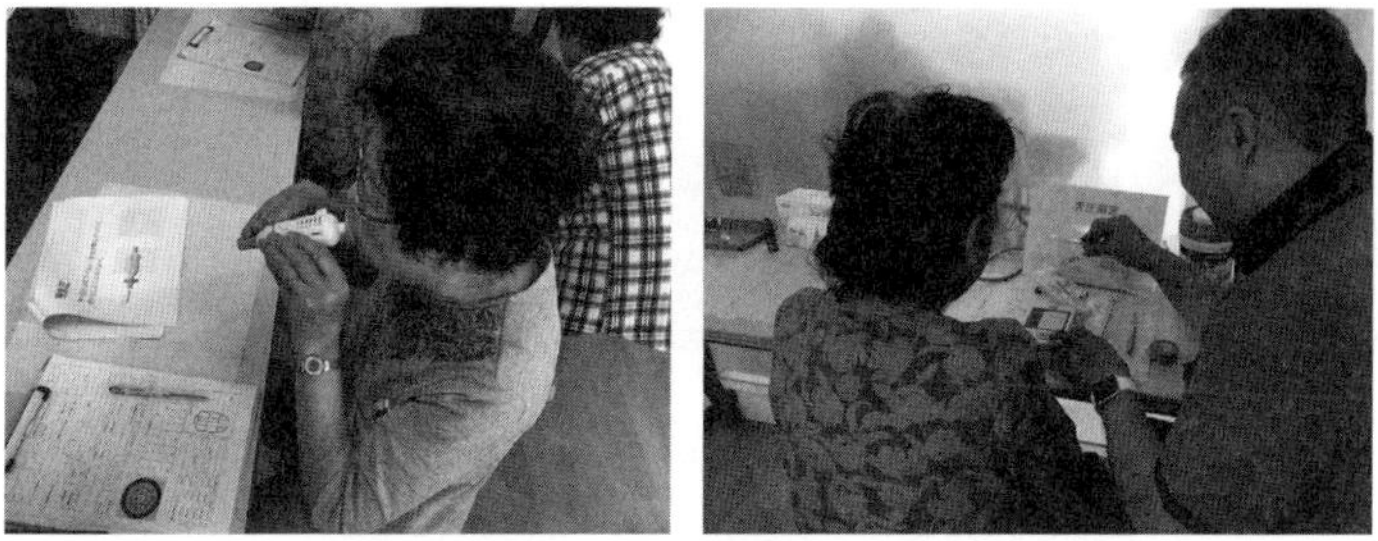

口腔機能の評価　左：呼気圧測定／右：舌圧測定

しかし、高齢者は消化吸収能力が若い頃よりも落ちています。

ですから、若い頃よりも栄養価の高いものをしっかりと体に入れていかなければ、低栄養になってしまうわけです。私たち歯科医師は、ただ口の中に歯を入れるだけで、こういった事実を放置してきました。

しかし、これからは、高齢者への歯科診療にあたって、栄養というジャンルにも歯科医師がアプローチしていかなければならないと考えています。

低栄養は病気ではないので、ご本人も気づいていません。そのため、病院に行かず、栄養状態がどんどん悪くなって、体の疾患につながってしまうのです。

私は高齢者の栄養と歯をつなげていくために、歯科医院の外に「暮らしの保健室すまいる」を作りました。ここは、学校の保健室のように地域の人が気軽に立ち寄れる場所になっています。さらに日本栄養士会の「認定栄養ケア・ステー

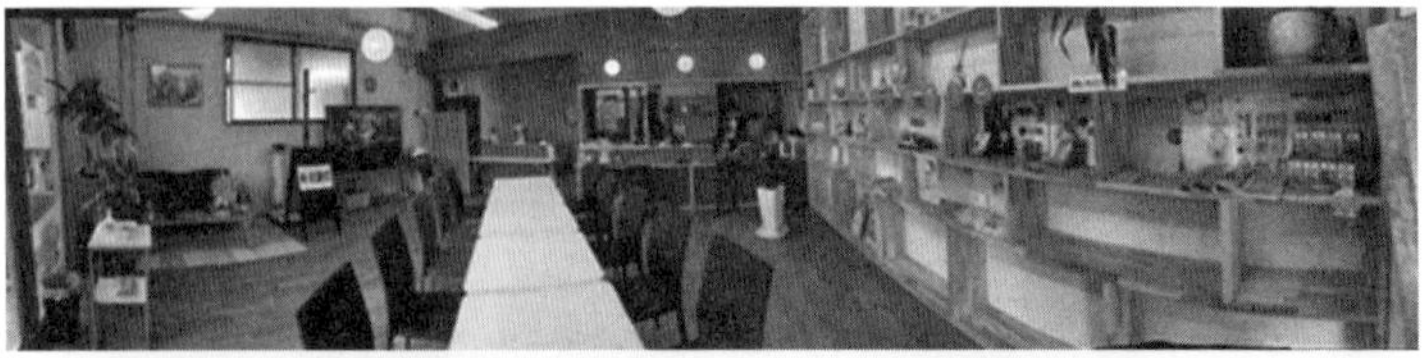

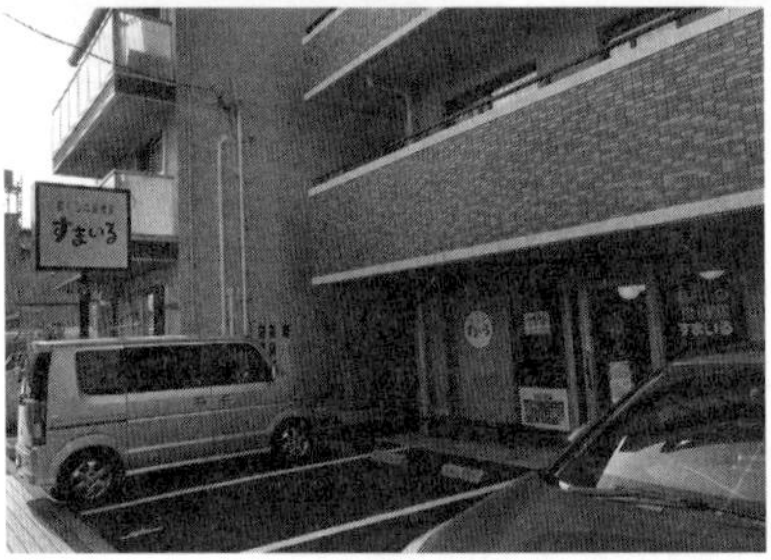

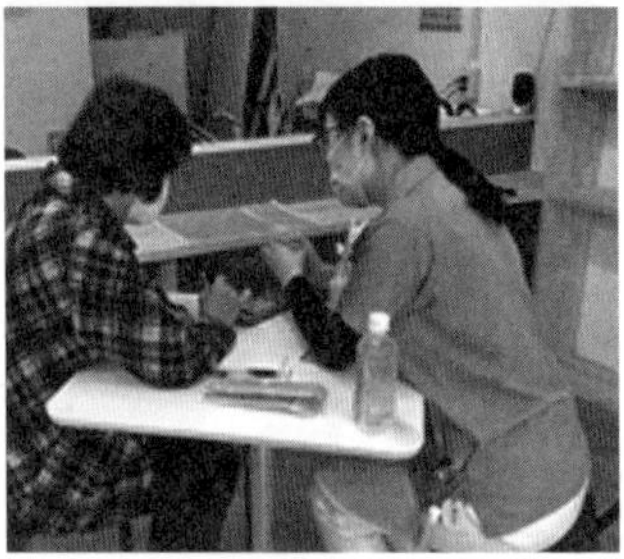

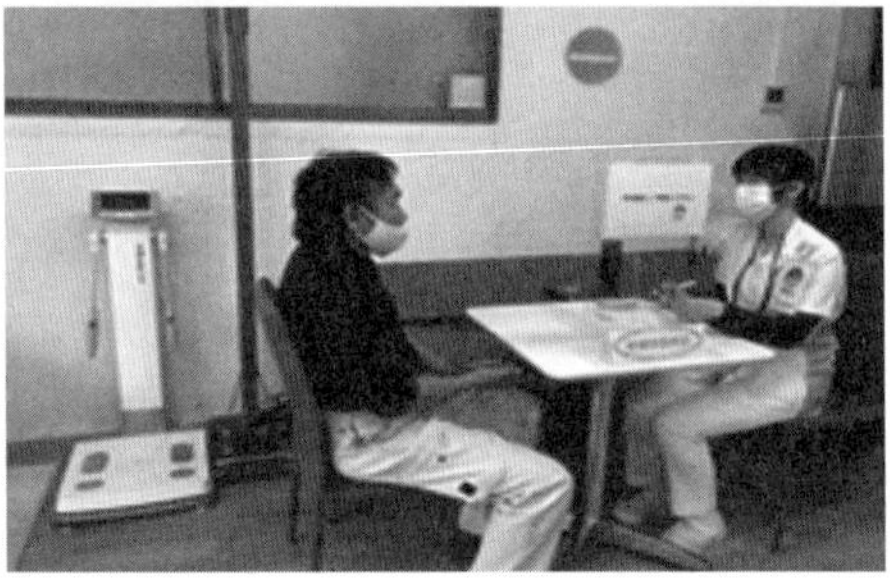

上：暮らしの保健室すまいる内／２段目左：暮らしの保健室すまいる外観
２段目右：管理栄養士による相談／下：看護師による相談

ション」としても機能しています。ここでは栄養をはじめ、医療や介護などの「誰に聞いたらいいのかな？」という疑問や心配ごとを各専門職に相談できるイベントを開催しています。

そこで問題が発見された人を外来に誘導し、さらに「食べれる外来（摂食嚥下の専門歯科医師と管理栄養士で食べる機能評価、栄養の評価をし、改善のための提案をしています）」につなげていくというような形をとっています。

前述しましたが当院には管理栄養士がおり、歯科医師と力を合わせて、食事内容の指導、食べられる歯をつくることの両面からアプローチしています。

また、過去にはインプラントを入れて食べられるようになったことで、カロリー過多になり、生活習慣病になってしまった高齢者もいます。そういった方にも、歯を入れたあとに何を食べたら健康でいられるのか、指導するのが歯科医師の役割だと思っています。

「お口ポカン」の子どもへの食べ方教室も開催

食べ方の指導を行う必要があるのは、高齢者だけでなく、子どもたちも同じです。

「お口ポカン」という言葉がありますが、最近は口を開けたまま閉じないでいる子どもた

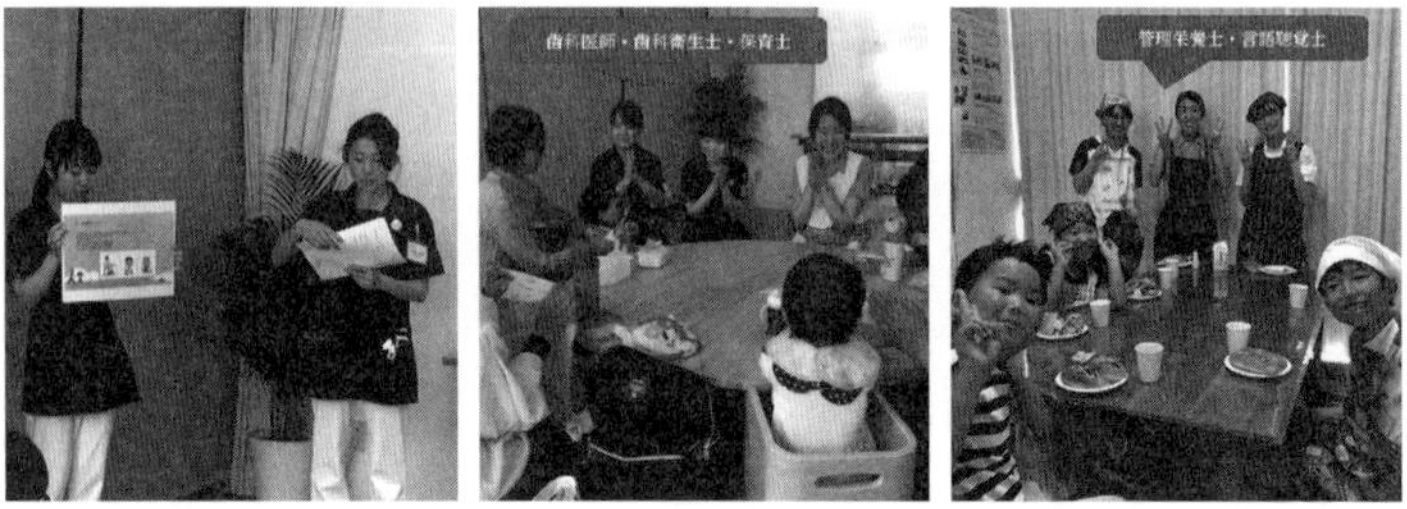

左、中央：親子保育（管理栄養士、保育士、歯科医師、歯科衛生士による子どもの口腔機能発育支援）／右：管理栄養士、言語聴覚士による食育活動

ちが増えています。

口がポカンと開いている子どもは食事のとき、きちんと噛めていなかったり、鼻呼吸ができなかったりします。

今の食事は柔らかいものが多く、親御さんも水分を取らせながら食事をさせます。しかし、本当は、水分は最小限にして、しっかり咀嚼をすることで自分の唾液の分泌を促して、それで飲み込むという、この工程が口の成長には必要なのです。

それを軽んじている親御さんが多くて、子どもたちは食べたものを咀嚼せずに水で流し込んでしまっているのです。

昔の子どもは、手でつかんで口の周りをぐちゃぐちゃに汚して食べていましたが、口の周りの感覚機能を身につけていくことができるので、成長の過程で必要な食べ方でした。

しかし今は、子ども用のスプーン、子ども用の食材ができていて、そんな食べ方をする子どもがいなくなりました。

呼吸については、特に今コロナ禍のなかでマスクを着けていることが多く、口呼吸になりやすいといった状況があります。

こういった子どもたちを指導するのも実は歯科医師の仕事で、歯と栄養の問題に関係しています。

当院は託児所も併設しているので、小さいお子さんをお持ちの親御さんと保育士、管理栄養士、歯科衛生士、歯科医師が一緒になって、定期的に「食べ方教室」をやっています。

実際に食べているものを持参してもらい、体に合ったいすやテーブルの選択、両足をしっかりと床につけることの指導をしたり、口の動きを見ながら食べ物の形や硬さのアドバイスをしたり、小さい頃から正しい食べ方を習慣づけてもらうよう指導しています。

また、高齢者のテーマでお話しした「食べれる外来」では、ダウン症や自閉症などの生まれつきの障がいを持つ子どもたちへの指導も行っています。

1・5次歯科診療所としての役割

当院には1・5次歯科診療所という役割もあります。

1・5次歯科診療所とは、多機能を有する歯科医院のことです。具体的には、①全身管

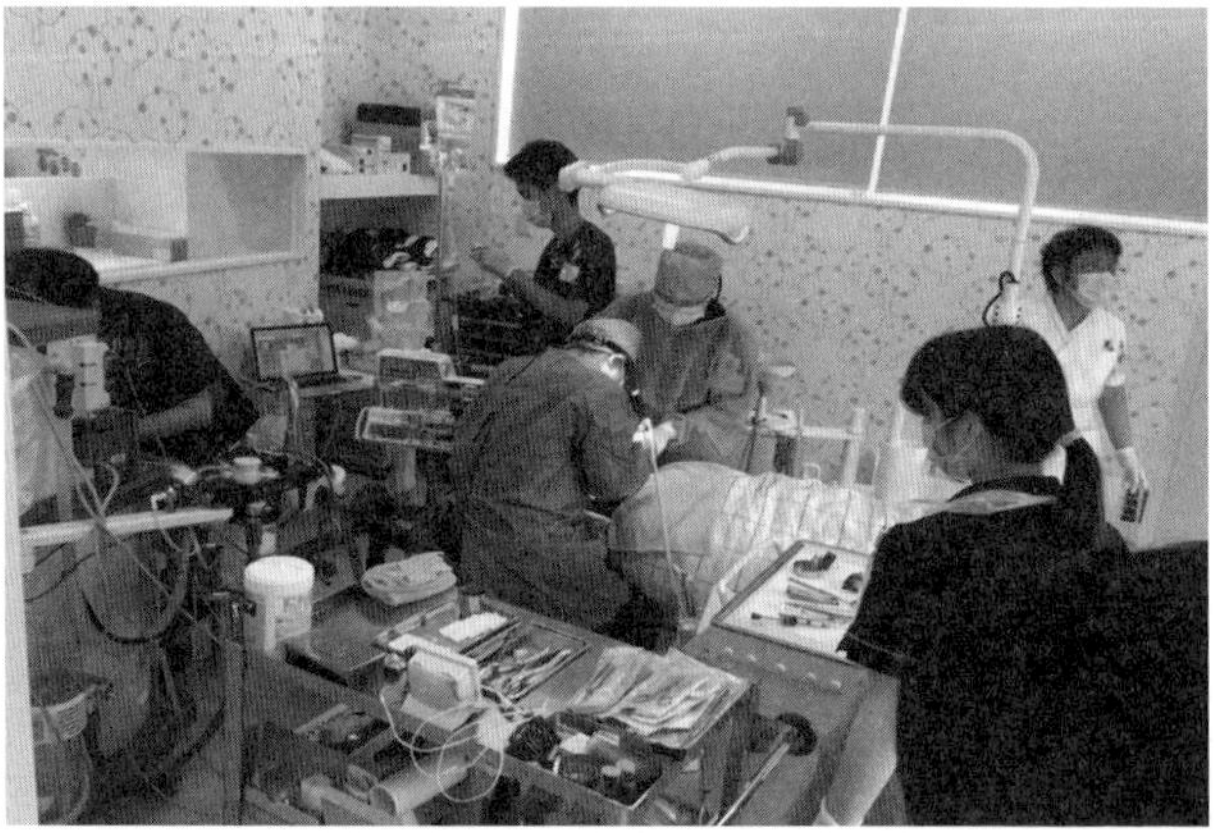

医科麻酔科医による全身麻酔での歯科治療

理の知識を持ち訪問診療ができる、②スペシャリストとして働ける環境が整っている、③開業医でありながら、認定資格や専門資格が取得できる環境とシステムが整っている、④女性も男性も働きやすいワークライフバランスがしっかりと整っている、といった機能を有していることです。

１・５次歯科診療所が必要とされる背景として、全身疾患に対応できる歯科医師が少ないという問題が挙げられます。

今は患者さんの半分以上が高齢者になっているため、訪問診療の患者さんは今後ますます増えますし、患者さんの多くがなんらかの疾病を持つ有病者であるといえます。そのため、歯科医師にも歯だけではなく、全身疾患への対応が求められているのです。

昔と違って、今の歯学部の学生は、全身疾患に対応するための勉強をものすごくしてきています。しかし、受け皿である歯科医院はほとんどが個人病院で、せっかく歯学部で勉強して社会に出てきても、研修を受けられる場所がないという問題がありました。

ですから、1・5次歯科診療所は、社会問題に適応できるいろいろなスペシャリストの歯科医師が働いていて、これからの歯科を担っていく人たちが研修を受けられる、そして社会に奉仕できるようにしていく、そういう役割を持っていると私は考えています。

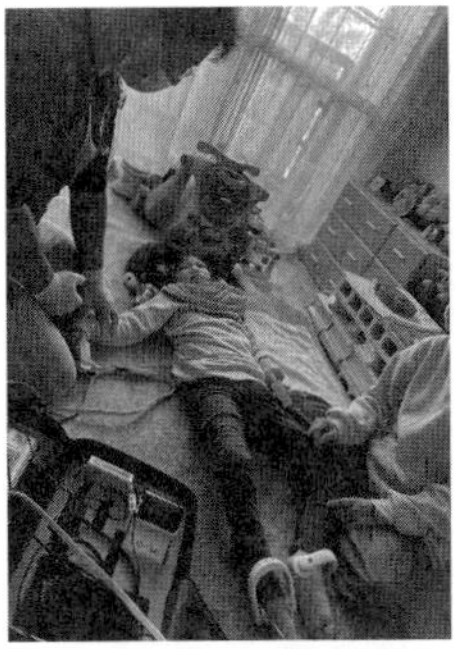
障害児の訪問治療での
栄養評価（Inbody S-10使用）

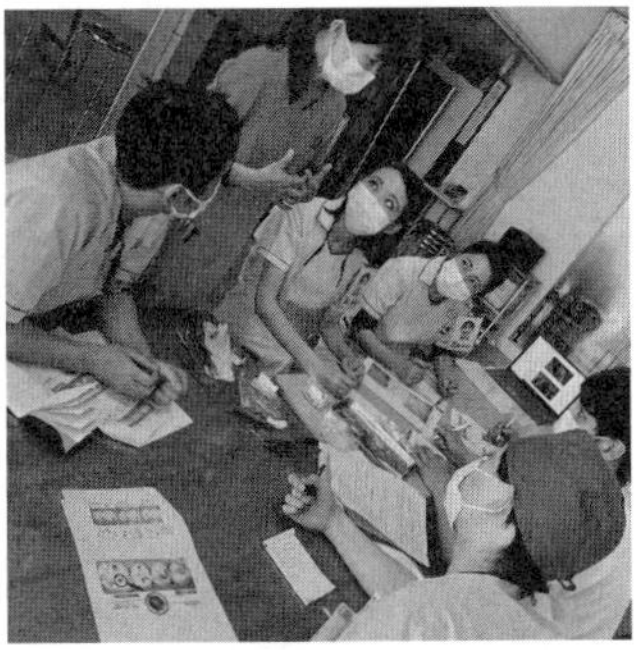
毎日行う研修医へのフィードバック
（形成的評価）

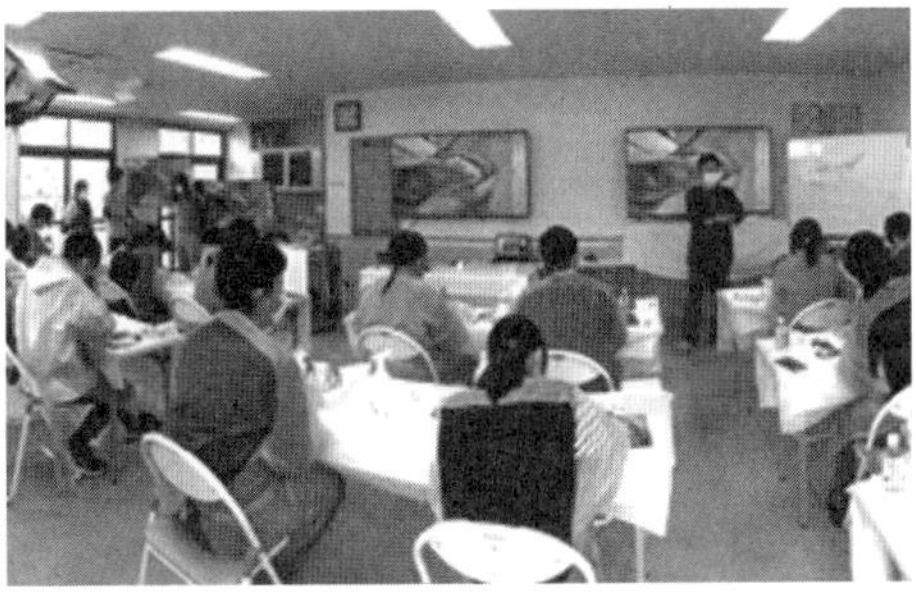
外部の歯科医師も参加しての勉強会

1・5次歯科診療所は、患者さんが安心安全に治療が受けられるのはもちろん、次世代の歯科医師たちがしっかり学べる場所として機能することが必要だと思います。

　そのような想いをもち、当院でも研修医を毎年数名受け入れています。

　診療台20台を有し、スタッフ数は約１１０名、医科麻酔科医が非常勤でおり、全身麻酔にも対応しています。看護師もいて、救急医療体制も整えています。

　こういった体制が功を奏した例もあります。

　昨年、診察を受ける前に「息が苦しい」と訴える患者さんがおり、歯科医師と看護師で問診を行い、バイタルサインの確認をしたところ、心臓に問題があるのではないかという疑いが出てきました。

　そこで、かかりつけの病院に連絡して診察してもらうと、心臓に重篤な病気が見つかって、そのまま緊急入院されたのです。

　大事には至らず、後日、ご家族から大変感謝されましたが、歯科医師でも全身疾患への知識があれば、命を守ることができます。

女性歯科医師が働きやすい環境をつくる

　私はこれからの時代は、女性の勤務医を増やすことも課題だと考えています。

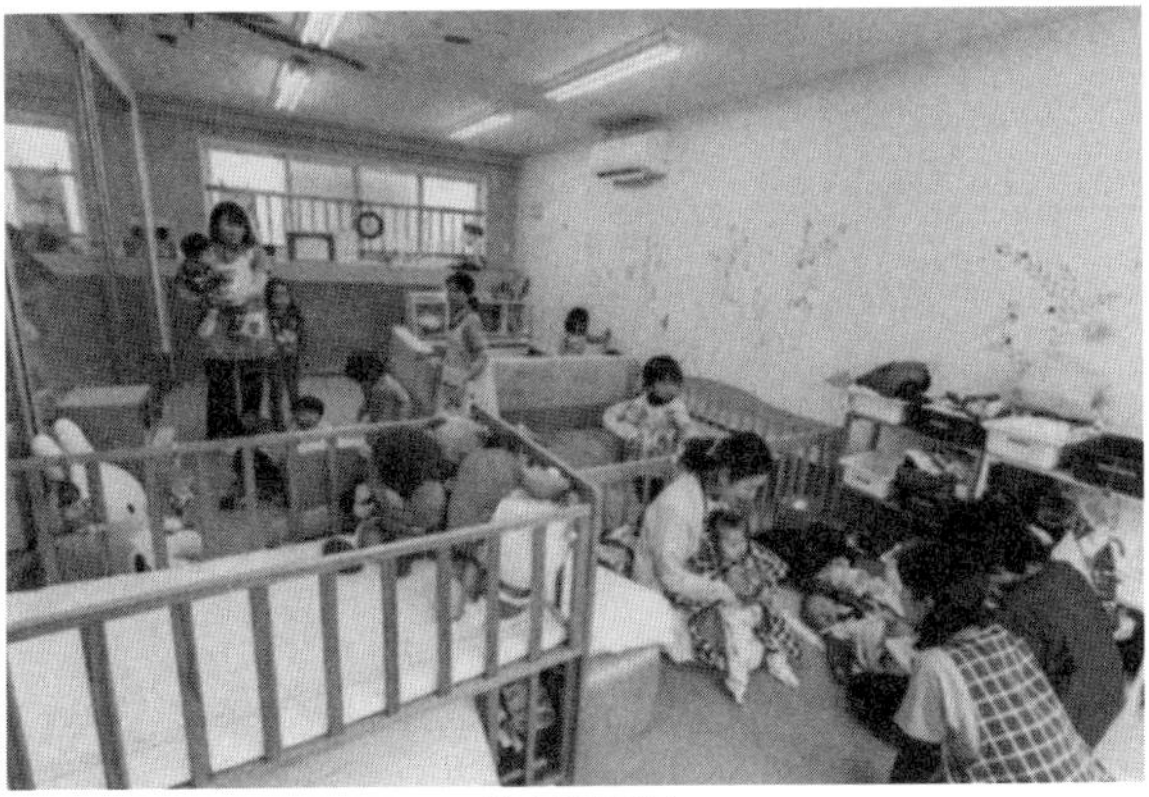

院内託児所

これまでの歯科業界のロールモデルは、男性歯科医師が一人で開業して歯科医院を運営するというもので、このスタイルが全国で7、8割を占めます。

しかし、女子学生たちにアンケートを取ると、開業希望は男性より少なく、勤務医希望のほうが多いのです。

その背景には、結婚・出産・育児と仕事との両立があり、責任を抱えながら、経営者として医院を立ち上げてやっていけるのか……という不安があるのでしょう。

一方で個人の歯科医院で、男性歯科医師の基で働くことにはリスクもあります。そこで学べることは限られますし、院長が倒れたら立ち行かなくなってしまいます。

そのため女性の優秀な歯科医師が働き続け

るための環境整備という意味でも、個人の診療所ではなく、スケールメリットのある一定の大きさの歯科医院がこれからは必要なのではないかと思っています。それは歯科衛生士も同じです。

ちなみに当院では、常勤スタッフのうち、８割を女性が占めています。

さらに院内託児所を設けており、出産後、復帰される方がたくさんいます。

また、コロナ禍以前は、託児所の子どもたちはスタッフと一緒に食事をしていて、自分の子どもだけでなく、みんなでたくさんの子どもを見守るという風土ができています。

こういう風土があると、子どもが大きくなったスタッフが「運動会があるので有給休暇を取ります」と言った場合、「こんな忙しい時期に有給休暇？」といった反応ではなく、「Aちゃんはもう運動会に出るくらい大きくなったんだね」といった温かい反応が自然と出てくるのです。

私が社会に出た頃は、先輩方から「仕事は仕事、プライベートはプライベートで分けなさい」と言われていました。

しかし、家庭を持っている女性たちは、仕事中に幼稚園から電話がかかってきて、「子どもが熱が出たから迎えに来てください」と言われることもあります。残業となると、晩ごはんの支度をどうするか考えてしまう人もいるでしょう。

要するにいろんな背景を抱えながら仕事をしている女性が男性よりも多く、仕事とプライベートを分けるのは無理だと思ったんです。

ですから当院では、プライベートも仕事もひっくるめて受け入れようと、職場として、あえてそこに線は引かないというスタイルにしました。

もちろんプロとして、医療事故が起こらないように集中すべきところはします。そういう思いが根底にあったうえで、では託児所を作るときはどういう形がいいだろうか、チームの組織づくりをするときにどうしたほうがいいかを考えてきました。

また、単に託児所を作ればいい、ごはんを一緒に食べればいい、ということではなく、風土をいかに作っていくか、そのための細かい仕掛けは昔から行ってきました。

父親参観日の開催もその一つです。女性の離職原因にパートナーの理解不足、協力不足があります。そのため、妻が、実際どのような環境で働き、わが子が過ごしているかを、見て聴いて体験してもらう試みを定期的に行っています。これによって、家族が互いに協力し、自己実現のできる家庭環境づくりを目指しています。

年に数回、それぞれの職種に関係なく、昼食をみんなで作り、みんなで食べる「まかない」も行っています。職種の枠を外したチーム編成で、ふだん話をする時間の少ないほかの職種のスタッフ同士が協力しながら昼食の献立、材料調達、調理など役割分担して料理をするのです。すると、勤務時間とは違う豊かな関係性ができ、お互いを尊重する心が育まれます。

障がいを抱えているスタッフも二人雇用しています。託児所の子どもたちと同様、弱い存在がそこにいることで「みんなでこの人たちを守らなければいけない」という意識が育まれます。

地域で弱い立場の人たちを守るという意識が昔は当たり前のようにありましたが、今は特別支援学校や特別支援学級を作って、一般学級には入れないため、障がいのある人たちを見えなくしてしまっています。

当院では、守るべき存在が身近にいることで、助け合いの文化を作っていくことを心がけています。

歯科医院も積極的に地域へ貢献する時代

このように当院は、働きやすく、助け合える「ひまわり村」という風土を大切にしています。しかし、自分たちの村だけでなく、隣の村も大切にすべきで、「地域は隣村」という考え方を持っています。

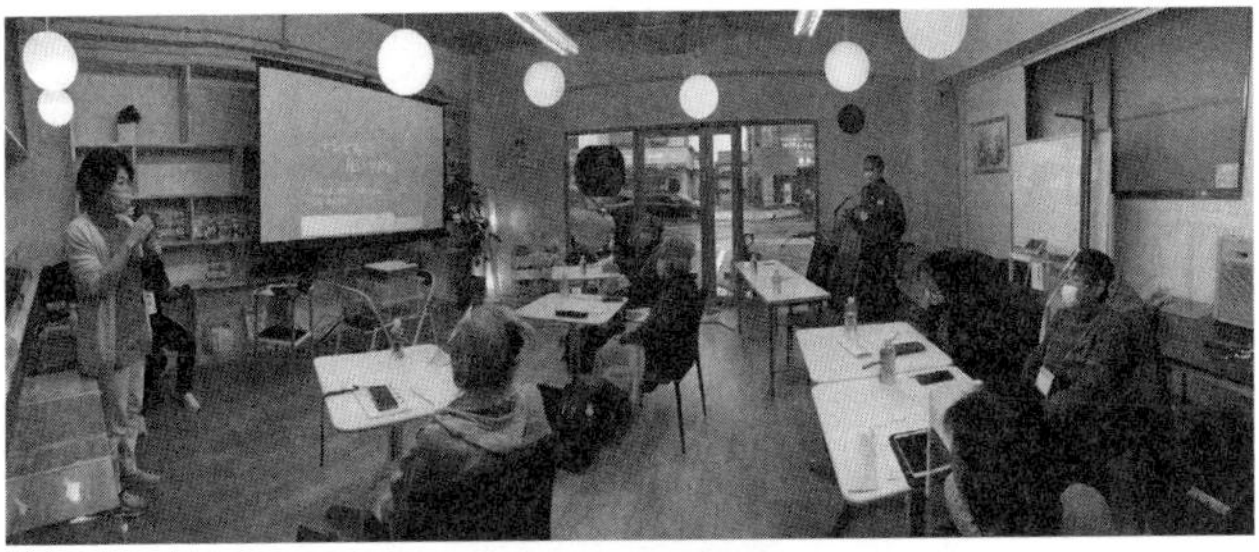

フレイル予防教室

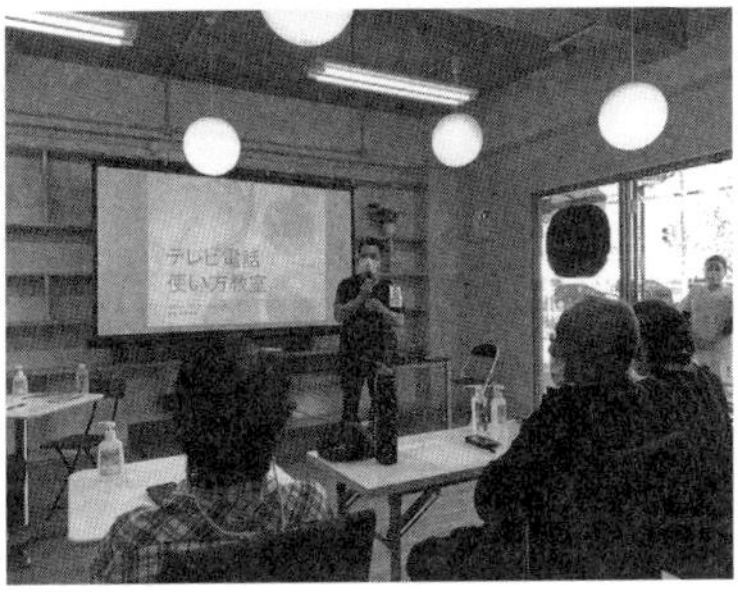

スマートフォン教室

私たちが社会のなかで何ができるかを考えていく、そういう世界観をもった歯科医師がこれからは必要だと思います。

「歯医者だからここまでしかできない」という固定観念を外し、地域の皆さんから「あの歯科医院がないと困る」と必要とされるような歯科医院であることが、地域貢献の基盤です。これまで日本は人口が増えていく拡張社会でしたが、すでに少子高齢化が進み、縮小社会に向かっています。そうして日本全体が村化していくと、「これしかできません」ではダメで、「自分はこれもするから困ったときは助けてね」というスタイルでないと生き残っていけません。

歯科医院に限らず、みんなができる範囲での地域貢献というのを考えざるを得なくなっている時代なので、そのつもりでスタッフへの教育も行っています。

職場づくりや風土づくりって、人の笑顔だったり、コミュニケーションだったり、すべて口が関わっているんです。口の機能のなかにコミュニケーションがあって、これが地域につながっていきます。

人にとって大事なのはふれあいであり、みんなと会話ができること、一緒に同じものが食べられることが喜びにつながります。口を守るということは、地域を守るということ、そして口が元気な人たちが集まっているエリアは、健康寿命も長いのだと私は思います。

【地域医療のチカラ】
歯科から「街づくり」を発信し歯科医院の存在価値を変える

医療法人社団秀和会 つがやす歯科医院　理事長
栂安理絵
院長
髙橋耕一

前理事長の思いを受け継いで

つがやす歯科医院を開院し、理事長を務めていた栂安秀樹が今年の1月に病に倒れました。

本来は彼が考えていた街づくり構想を本書で伝える予定でしたが、現在も入院加療中のため、それが叶わなくなってしまいました。

そのため、栂安秀樹の娘であり、理事長に就任した栂安理絵と、院長の髙橋耕一とで、栂安秀樹の思いを受け継ぎ、伝えさせていただきます。

前理事長は「地域医療である歯科医院の存在価値を変える」という思いで、第一に街づくりを重視していました。

歯科医院は、小さなお子さんからお年寄りまで、街に暮らす皆さんが通う場所です。住民の皆さんにとって身近な存在である歯科医院が拠点になって、街を活性化することで、住民がイキイキし、健康で元気でいられることが理想であると考えていたのです。

地域の人たちが気軽に集まれる「つがハウス」

前理事長の妻である栂安信子が十勝観光大使ということもあり、夫婦でメディアに出演したり、学校で授業をしたり、地域密着のまちおこし活動も行っていました。

東京で地元・十勝の食材を知ってもらうイベントを開催したこともあります。豆つかみ大会、味覚クイズ、パネル展示を行うなど、歯科の宣伝ではなく、まずは十勝を盛り上げることに力を入れていました。

彼女は、十勝の食材を使ったカフェ・料理教室「ノブキッチン」を主宰しています。ただのカフェ・料理教室ではなく、口腔機能を維持して、生活する意欲につながる食を提案することが目的であり、地域の皆さんとの交流の場にもなっています。

十勝は食の宝庫であり、食料自給率は１２００％を超えています。免疫力を高める地元の食材をふんだんに使用する料理教室に、医院のスタッフも参加して、勉強しています。「ノブキッチン」は、もともと前理事長の自宅に併設したスペースに開設していました。

その後、徒歩数分のところにある空き家をリノベーションして、２０２０年８月３日に「つがハウス」をオープンしました。「ノブキッチン」もそこに移動し、カフェとして利用できるようにしました。

「つがハウス」には、管理栄養士や看護師も常駐しており、嚥下障害があって食べ物の飲み込みがうまくいかない患者さんに対して、その人に合わせた食事や調理方法のアドバイスも提供しています。家でなかなか思うように食事が取れない人に、食べたいものをおいしく食べてもらうことが目的です。

昨年は、ＡＬＳ（筋萎縮性側索硬化症）を患っている方と家族の誕生日パーティーも行いました。ＡＬＳの患者さんが「ステーキが食べたい」とおっしゃったのですが、誤嚥性肺炎が危惧されるので、医師からは「食べないほうがいい」と言われていました。

しかし、当院では患者さんの思いを汲み、そして口から栄養を取ることはとても大事なので、歯科医師とともにリハビリを続けてきたのです。

その結果、三食の食事を口から取れるようになり、「つがハウス」では念願のステーキを食べることもできました。

介護をしている家族の方も、ここに来れば気が紛れ、安心でき、笑顔で心も落ち着ける場所になっています。

ほかにも、ラーメンやギョウザなど、それぞれの方の希望に沿って、管理栄養士と信子夫人が試行錯誤をし、料理を提供しています。

「ごちゃまぜハウス」をつくる!!

「つがハウス」は、患者さんとの距離を縮め、地域交流の場として気軽に集まってもらえるよう、さまざまなイベントを開催しています。2階は、地元のNPO法人に事務所として貸しており、いろんなジャンルのイベントが可能なのです。

例えば、がん患者さんの集いでは、地元の外科の先生を呼んで相談するなど、患者さん同士の心のよりどころをつくっています。

習い事に行けない子どもたちのための寺子屋もあり、美術の先生を呼んでお絵かき教室も実施しています。発達障害のある子どものための、英語教室、工作・アート教室もあります。高齢者へのタブレット教室では、NTTドコモのスタッフに来てもらったり、ダン

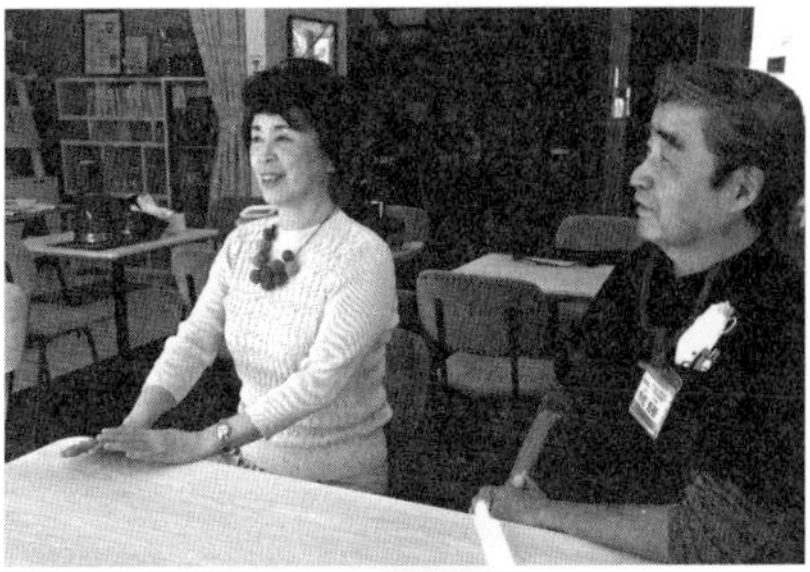

前理事長と信子夫人

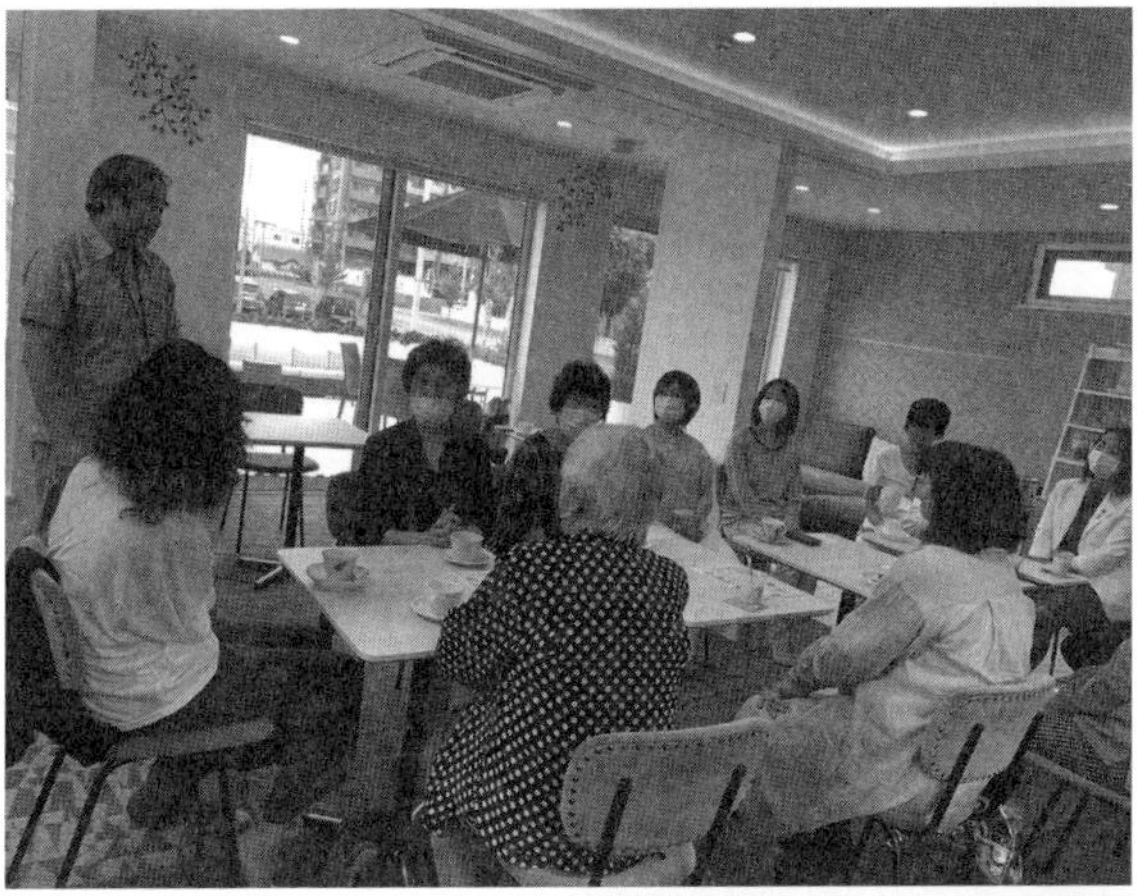

がん患者さんの集い
カームカフェ

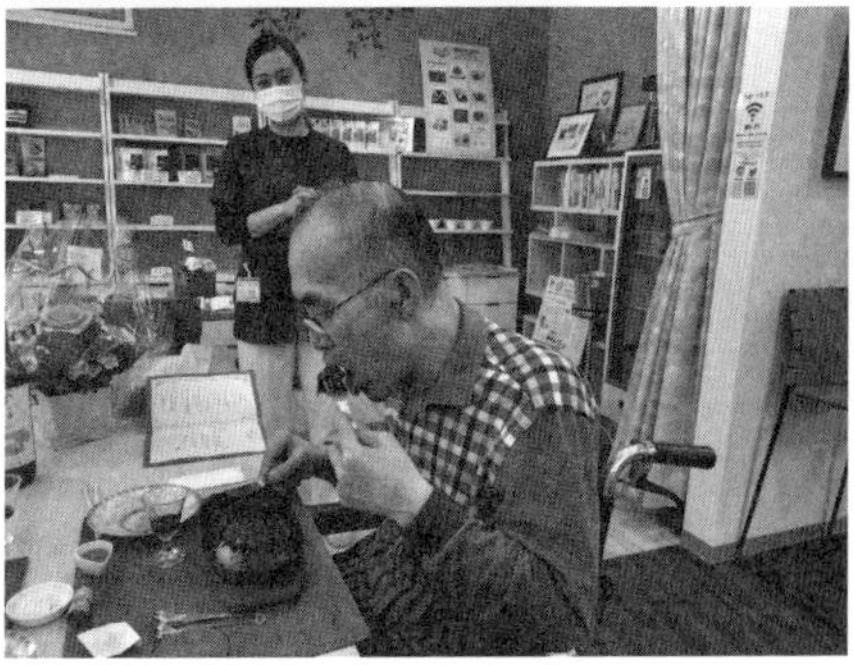

ステーキを召し上がっているALS患者さん

スやエクササイズの教室も開催したりしています。

前理事長は、どんな人でもアクセスできる、ごちゃまぜハウスをつくりたいと話していました。

特に介護が必要な人でも普通に過ごせる環境づくりには力を入れていました。

「つがハウス」は前理事長の想いが形になっていて、子どもから大人までが集い、病気や障がいを抱えていても、有意義に過ごせる場所になっています。

つがやす歯科医院の理念は「いつまでもおいしく食べるを生活支援する歯科医療を目指す」です。

片方の手で治療をし、もう片方の手で人を支える、両方の手を育てるという意識をもって、スタッフも働いています。

歯科医療での「食支援」が大きなテーマ

歯科医療で、おいしく食べる生活を応援するために、「認定栄養ケア・ステーション」を設置しました。「いつまでもおいしく食べる」を支える地域の健康づくり拠点となっています。

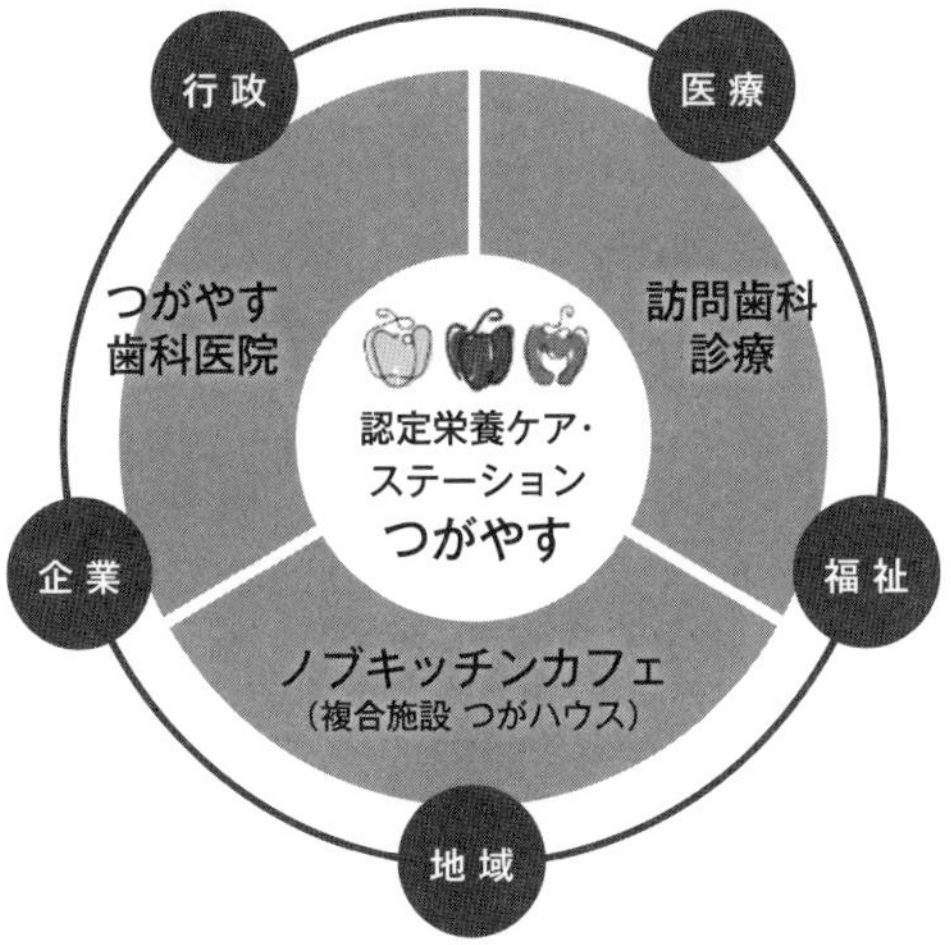

ここでは、管理栄養士・看護師・歯科衛生士が栄養ケアで健康を支えます。

食や健康づくりに関する情報を伝えたり、専門的な支援や栄養相談などのケアサービスを行ったりしており、子どもから高齢者まですべてのライフステージの方が対象です。

地域の健康づくりを支えるためには行政や企業との上手な付き合いも欠かせません。

食べ物を口から入れて飲み込み、栄養を取ることが一番好ましいですし、偏った食事量や栄養バランスの悪い食生活は生活習慣病につながっていきます。

そのため、いい食習慣を身につけてもらうことが、健康長寿のためには大切なのです。

また、「食と健康支援ネットワーク」は、十勝管内の地域住民の食を支援すべく、多職種が連携して立ち上げた組織です。専門的知識を持ったスタッフの養成も行っており、「自分良し・施設良し・地域良し」を目指しています。

地域密着で患者さんとの距離が近い歯科

前理事長がよく話していたのは「町があって会社がある。町が元気じゃないと会社も元気にならない」という言葉です。この言葉がいろいろな発想の大前提にあるのだと思います。

十勝の地域おこしモデルとしてスタートした、帯広の中心街にある「北の屋台」は、前理事長も立ち上げメンバーの一人でした。

「北の屋台」は帯広のシンボル的存在となりましたが、同時に彼も町の有名人になりました。前理事長はよく地元の店に通い、そこのスタッフやお客さんと仲良くなると、その方たちが歯科に治療に来ます。歯科医師と患者さんとの距離が近くて、どこで何をしているか、みんなお互い知っているような関係です。

人柄をよく知っている歯科医師のところへは、皆さん安心感をもって通えたことと思います。また、前理事長は次世代の若い先生に対しての気配り、地元に根付かせるための心配りも細やかで、多くの人から信頼が寄せられていました。

全国の歯科医師に向けて講演することも多かったですが、歯科業界への熱い想いと、面倒見の良さで、誰からも慕われていました。

ローカルアカデミア構想で若手を育成

当院は、平成12年より厚生労働省指定臨床研修施設としての認定を受け、その他の歯科医師臨床研修指定施設との連携により歯科医師の育成にも力を注いでいます。

毎年、研修医が6～7人やってきますが、全国どこでも平等に学べる研修環境や、田舎のハンデをなくせるような教育活動が必要だと考えています。また、当院では昨年から、歯科標準化機構に参加しています。

月1回、オンラインで若手向けのセミナー、全国の先生のレクチャーを受けられる活動で、さまざまな先生の話を聞くことができます。その日は、研修医、その指導係である副院長含め、皆で朝から晩まで受講します。内容を共有できるようにもしています。

実は、そういったシステムがなかった頃も、在籍出向という形で、沖縄や千葉などに数カ月単位で勉強しにいくことができました。

各地の優秀な先生に学べる機会をもつことが、技術力をアップするうえでは欠かせません。

当院にも口腔外科の指導医の先生など各分野のスペシャリストがいるので、指導は可能なのですが、外へ出て別の風土、文化に触れることは、この先の糧になります。まったく知り合いのいない土地で、人脈を広げていくという経験もできます。幅広い視野をもつ歯科医師の育成を目指しています。

１００年１００人企業を目指して

当院は今年で42周年、スタッフは90名前後です。今後、いかに持続可能な組織を作っていくかが課題であり、１００周年のときにスタッフが１００人になっている歯科を目指しています。

そのために大事なのは、先ほどもお伝えした人材を育てることです。

技術の研鑽はもちろん、組織の充実、機材の費用確保を行っています。ただ、人を育てるのにはとても時間がかかり、愛情も必要です。

十勝まで働きにきてくれた方に、十勝の人になってもらいたい、帯広の人になってもらいたいという思いがあります。

即戦力をよそから引っ張ってくるのではなく、新人の先生でも時間をかけて育てたいと考えています。

そうして十勝に根付いてくれる歯科医師がいることで、地域の患者さんも安心して歯科に通うことができるはずです。

これからも街づくりに貢献しながら、人材を育て、地域の皆さんに愛される歯科として進化していきたいと考えています。

第3章

歯科業界の発展に向けて

株式会社オール・デンタル・ジャパン　代表取締役
木下英明　廣田祥司

オール・デンタル・ジャパン（ＡＤＪ）の設立の目的

株式会社オール・デンタル・ジャパン（ＡＤＪ）は、「よりよい歯科医療環境を創造する」ことを目的として、２０１８年に設立しました。代表は歯科医師・博士（歯学）の木下英明と、経営管理学修士号（ＭＢＡ）をもつ医療経営コンサルタントの廣田祥司が共同で務めています。

ＡＤＪを設立した背景として、例えば開業医が「こんな医療機器を作りたい」というアイデアがあっても、ひとりで開発するには技術面でも資金面でも難しく、断念してしまう、それではもったいない……というところから始まっています。

一人では力が足りなくても、歯科医師が集まってチームとして協力し合えば、実現が可能になるのではないかと考えたのです。

歯科医師同士はライバルだと思われがちですが、歯科医師としての成長や、歯科の未来の発展を考えるのであれば、お互いに協力し合わないのはもったいないことです。歯科医師として経験を積んできたプロフェッショナル同士の掛け算で、面白いプロジェクトができる可能性が大きいからです。

全国には優れた歯科医師がたくさんいますが、これまで横のつながりが少なく、情報を共有し合ったり、技術を向上できたりするような場がありませんでした。「それならば我々が作ろう」ということでできたのがＡＤＪです。歯科医師が気軽に集まれるプラットフォームを提供しています。

サービスを活用することで、協力してくれるメーカーを紹介したり、歯科医師同士が技術協力し合ったり、経営面でプロからアドバイスをもらったり、といったことが可能になるのです。

ＡＤＪの「プラスの医療®」

1　ＡＤＪの「デンタルプロジェクト®」

共同メニューづくり

個々の歯科医院単独では実現しづらかった共同メニューづくりができます。歯科材料や歯科用品、オリジナル製品などスペシャルなメニューづくりを開発します。

２「メディペイ Medpay®」

スケールメリットを活かした低金利

ＡＤＪのスケールメリットを活かして、会員限定の特別金利を用意しています。低金利でデンタルローンやクレジットカードを利用できます。個々の歯科医院では金利の引き下げ交渉は困難ですが、ＡＤＪとして低金利を追求し、会員に享受していただきます。

３「DENTAL HACK®」（経営情報提供サービス）

歯科医院経営に役立つ各種情報の提供

歯科医院を経営するには臨床技術だけではなく幅広い知識・情報が求められます。しかしながら時間は有限です。そこで、限られた時間を有効に使うために、歯科医院経営にとって有益かつ最新の役立つ情報を厳選して提供します。

４「ローカルアカデミア®」（教育サービス）

多種多様なセミナー、研修会を開催

各分野の第一線で活躍される方を講師に迎え、臨床・学術、経営などさまざまなテーマのセミナーや研修会、勉強会を開催しています。また、若手歯科医師向け教育プログラムだけでなくリカレント教育など、他では見られないサービスも提供しています。

5　「デンタルリモート®」（なんでも相談窓口）

会員をサポートする相談窓口を設置

歯科医師にはライフステージに応じた課題解決が必要です。歯科医師としての人生、一個人の人生における悩みに対して相談窓口を設置して相談を受けています。必要に応じて各分野のプロフェッショナルの専門家を紹介します。

6　「アイデア×デンタル®」（アイデアを具現化）

「あったらいいな」をカタチに

新たな発想による治療機具、材料の開発、製造、販売、知財手続き、医療機器申請まで企業の皆さまとワンチームで一貫してサポートします。発想を具現化することでイノベーションを生み出します。また、アイデアや情報発信を会員間で積極的に共有するプラットフォームとしてＡＤＪは存在します。

デンタルボランタリーチェーンとしてゆるく連携

ＡＤＪによって、個々の独立した歯科医院がつながり、ボランタリーチェーンのようなプラットフォームを構築することで、患者さんへも最良の治療ができるようになると考えています。

もともと、ボランタリーチェーン（ＶＣ）とは、いくつもの店舗が自発的に協力し合い、１つの組織としてチェーン店を展開していくことを指します。実際、薬局の業界ではボランタリーチェーンの利点を活かし、チェーン店や単独店にはできないことをして成長してきました。それに対し、フランチャイズは、店同士のつながりは少なく、本部と店との契約で成り立っています。

日本の歯科医院の経営では、分院を展開して、グループ全体を大きくするという傾向がここ10年ほどは多かったといえます。

しかし、10医院、20医院を展開するうちに頭打ちになってしまうという問題点もありました。

事業意欲はあっても、スタッフが集まらないなど人材の問題があり、規模が大きい分、息切れして、疲れ果てて止まってしまうというケースもあります。歯科医院で、スターバックスコーヒーのようなフランチャイズ形式を展開するのは、かなりの経営センスがないと難しいといえます。

そのため、個々の歯科医師がボランタリーチェーンのような形で、独立性をもちつつもつながっていくスタイルだと、規模を大きくしなくても、今までできなかったことが可能になります。

１つの母体に執着するのではなく、それぞれの個々の力を必要なときにパッと集めて、そこで大きな力を出す。それが終われば、またそれぞれの場所にもどって、それぞれ個々で力を発揮し、次に何かあれば、またパッと集まる。こういう力の使い方をＡＤＪでは提案しています。

実は、スターバックスコーヒーのような人気チェーンが絶対に勝てないのは、その街にしかない良い感じの喫茶店だそうです。歯科医院にあてはめれば、その街の良い感じの歯科医院が集まって、それぞれの個性や専門性を活かす集合体を作れれば最強だということです。

閉じた集まりではなく、オープンな共同体であり、その考えに共感している方が集まっているのがＡＤＪの特徴です。

ボランタリーチェーン(VC)

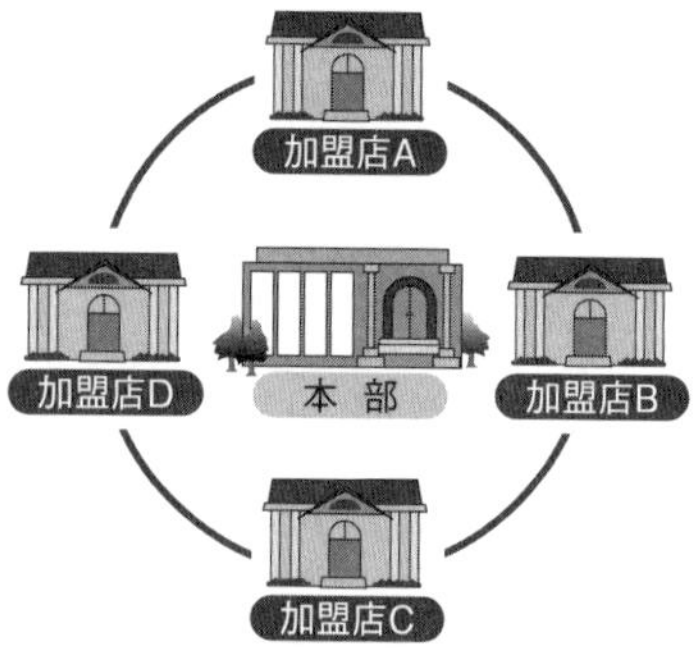

フランチャイズチェーン(FC)

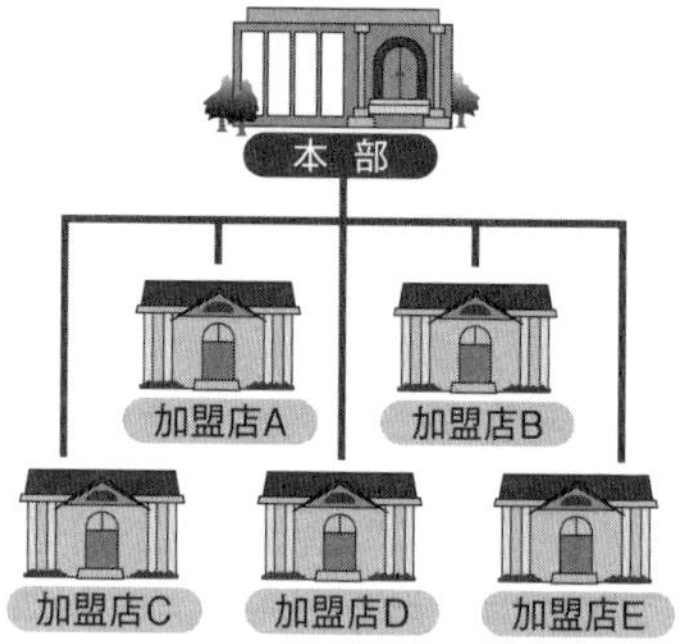

ＡＤＪでは、いい意味でリーダーは不在で、トップダウンの組織ではありません。誰しもがおのおののプロジェクトでリーダーになれる、それぞれが向上していくなかで、興味がある分野にパッと集まって、新しいものを作り出していきます。

誰かの下につくのではなく、ゆるい連携をとる「ボランタリーチェーン」がＡＤＪのキーワードです。

開業医は孤独である

歯科医師で、しかも開業していると、孤独を感じる方も少なくありません。

歯科医師の進路は、医局に残って大学院生や研究医になる、開業する、勤務医となる、といったことがメインです。

そして、開業医もしくは勤務医になる歯科医師は、その歯科医院のなかでのコミュニティがメインという人が９割以上です。

大学の医局にいる人は、まだ大きい組織にいるといえますが、スタディグループや歯科医師会、大学のＯＢ会みたいなものがあっても、そこのつながりは希薄です。

そういったなかで横のつながりを大事にし、つながること、集まることによっていろんなメリットを感じてくれる歯科医師がＡＤＪには集まっています。既存のものではなく、「こういうのがあったらいいな」というアイデアがあれば、自分たちで作っていく、ＡＤＪはそんな場を提供します。

歯科医院では、スタッフを雇って、患者さんを集める経営という側面も重視されます。

歯科医師のなかには、患者さんを集めるのが苦手だけれど専門分野に強い先生、たくさんの歯科医院を経営し、コンサルタントとしても活躍する先生など、医療的な部分と経営的な部分で、得意、不得意があると思います。

そんないろんなタイプの先生が、横のつながりがあることによって、双方向に情報を共有できれば、「なるほど、そういう考え方があるんだ」と気づき、おのおのの歯科医院の発展につながっていくことが考えられます。

資金面のプロフェッショナルのサービスも受けられる

ＡＤＪは、何か困ったことがあった場合、意見を出しあって向上していけるグループを目指していますが、例えば資金面のことだと、歯科よりも金融分野に詳しい専門家が必要です。そのため、サービスメニューとして、いろんなプロフェッショナルのアドバイスが受けられるのもＡＤＪの特徴です。

第一線の公認会計士や弁護士などを集めて、プラットフォーム上でいろんな相談に乗れる「なんでも相談室」のようなものを提供することができます。

また、歯科医師には、大学を卒業したあと、卒後研修というのがあまり深く浸透していません。

そのため、各分野の優れた先生たちの講座を今作っており、学生たちの卒業後の勉強の場も提供しています。臨床のセミナーもあれば経営系のセミナーもあり、歯科医師に必要なものをそろえて稼働しています。

ＡＤＪの入会方法は紹介制です。広告を出したり、宣伝したりしているわけではないので、すでに入会されている歯科医師からの紹介で、入会される歯科医師がほとんどです。

会員は、北は北海道から南は九州、沖縄まで、全国にいます。

すでに、何人かの歯科医師が集まってオリジナル商品を開発中ですが、現場の意見を取り入れ、工夫が施されたマニアックな商品が作れるのもＡＤＪならではです。メーカー主導ではなく、現場主導で作れるのが強みで、ほかにも、アイデアがある歯科医師の開発サポートも進んでいます。

一人ひとりは小さな力かもしれませんが、ＡＤＪに参加すると大きな力を持つことができます。

歯科の世界から日本を元気にして、そこから国民が元気になれる、そんな歯科医療を目指します。さらには、日本の誇れるメイドインジャパンの歯科医療を海外に広げていきたいと考えています。

なりたい職業で「歯科医師」が選ばれるように

アメリカでは、歯科医師や歯科衛生士は人気職業です。

子どもに「なりたい職業」を聞くと、１位が歯科医師、２位が歯科衛生士であることも発表されています。

一方、日本では、13歳のハローワークの人気職業ランキングを見ると、歯科医師は100位にも入っていません。

大変そうに見えるのかもしれませんが、我々としては、仕事に誇りをもっており、患者さんの歯はもちろん、体の健康もサポートする、やりがいのある仕事だと思っています。

この本を読んでいただき、歯科医師がなりたい職業ランキングのトップに来ても不思議ではないと思ってもらえたのであればうれしいです。ＡＤＪの取り組みによって、歯科医師への世間の評価が変わり、いずれは子どもたちのなりたい職業に選ばれることを願っています。歯科医師への評価が高まると、歯科医療はさらに発展し、患者さんもより良い治療が受けられるようになるはずです。

【ドクターズプロフィール】

田渕康允

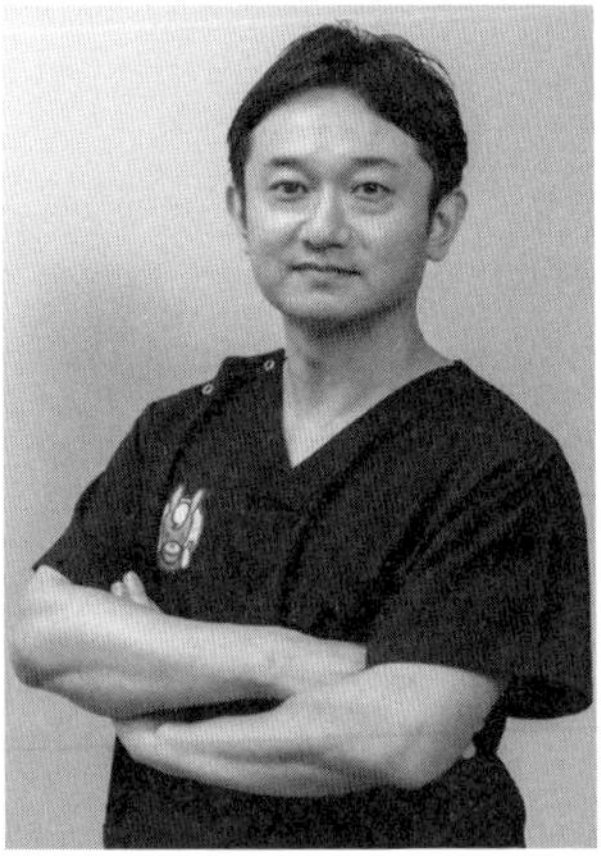

歯内療法専門院　たぶち歯科
歯内療法・根管治療担当医

千葉県生まれ。2005年に東京医科歯科大学歯学部歯学科卒業。2007年に東京医科歯科大学大学病院・義歯外来・摂食機能保存学教室・専攻課程を修了。2015年にブレーメン通りのたぶち歯科を開業。2019年にPenn Endo Syudy Club in Japan（根管治療専門医育成プログラム）年間コースを修了。ペンシルバニア大学Microscopic Training Course in Surgical Endodontics修了。2020年にPenn Endo Syudy Club in Japan認定医を取得。2021年に歯内療法専門院・たぶち歯科を開業。現在に至る。日々の臨床の傍ら日本歯内療法学会にて論文発表、書籍などの執筆、講習会なども行っている。
所属学会：JEA（日本歯内療法学会）、AAE（米国歯内療法学会）

雨宮 啓

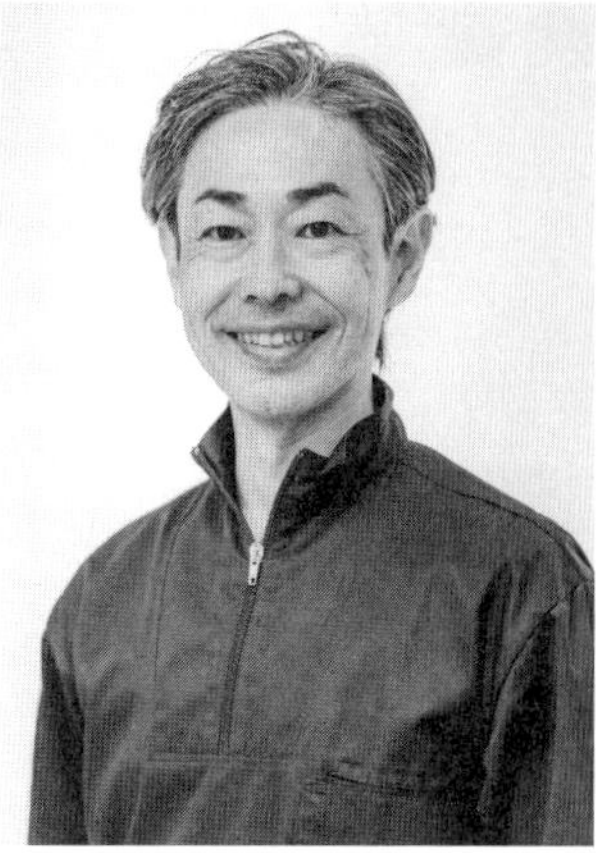

藤沢歯科　ペリオ・インプラント
センター　院長
歯学博士

神奈川県藤沢市生まれ。1999年に東京歯科大学歯学部を卒業。2003年に東京歯科大学大学院（歯科麻酔学）を修了。同年に白鳥歯科インプラントセンターへ勤務後、2009年に藤沢歯科ペリオ・インプラントセンターを開設。2017年にはCDAC（Clinical Dental Anesthesiologist Club）を設立し、現在に至る。

日本歯科医学会総会にシンポジストとして登壇（2016年）、アメリカ歯周病学会のシンポジウムに日本人代表として登壇（2018年）するなど、国内外での講演を多数行っている。

所属・認定医等：日本歯科麻酔学会認定医、日本臨床歯周病学会認定医、日本歯周病学会歯周病専門医、日本口腔インプラント学会専門医、東京歯科大学非常勤講師（歯科麻酔学講座）、CDAC（Clinical Dental Anesthesiologist Club）代表

北條 泰

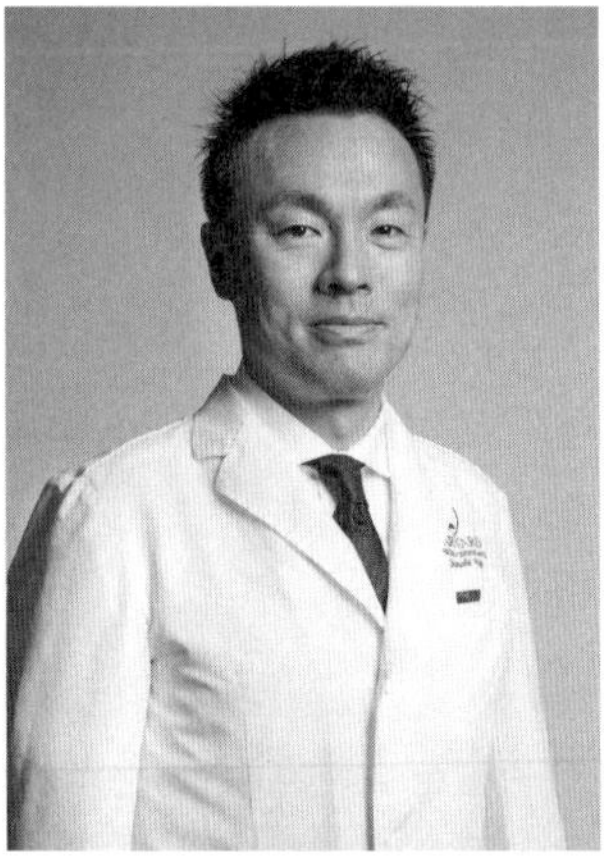

医療法人社団泰進会　理事長

東京都生まれ。2002年日本歯科大学卒業。2011年に医療法人社団泰進会を設立。レベルの高い歯科医療を提供するため、手術や麻酔についての知見を深めるべく、あえて歯学部ではなく医学部の口腔外科に入局。さらに一般歯科医院での勤務を通じてさまざまな経験を積む。国内外の学会やセミナーにも足を運び、先端の歯科医療を取り入れている。また、予防歯科の先進国とされるスウェーデンの歯科医療の考え方をベースに、高度な治療と徹底したメンテナンスで地域患者の歯の健康を守り続けている。現在は全国に5医院開業しており、明るい笑顔と気さくな人柄で、患者とスタッフからの信頼も厚い。

黒瀬基尋

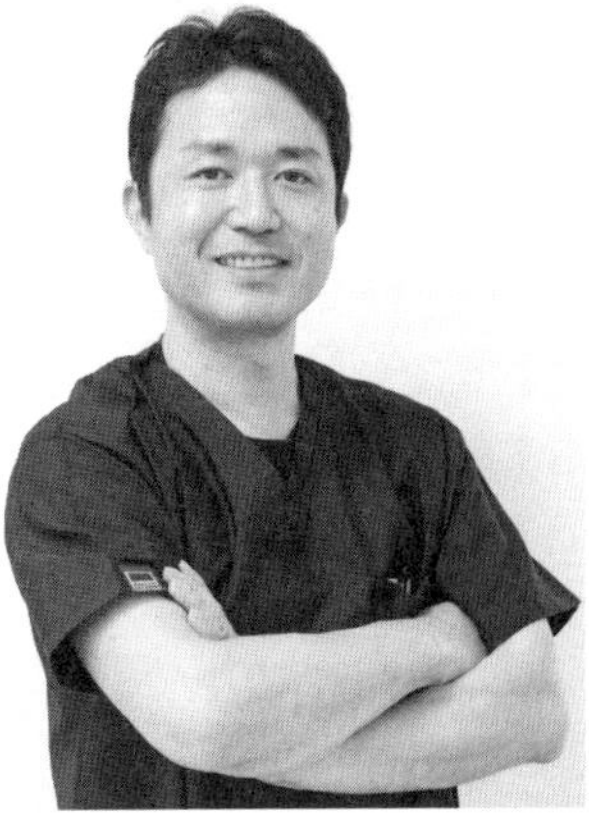

医療法人参方善さくら会　理事長

岐阜県生まれ。1998年に日本大学松戸歯学部を卒業後、2005年にさくら歯科を開業。2012年に医療法人参方善さくら会設立後、理事長に就任。現在では全国に20拠点を展開している。2020年には医科の分野に参入し、歯科・医科分野からの予防・早期発見・早期治療を通して健康寿命を延ばし、一人でも多くの人が健康で幸せな生涯を全うできる社会の実現を目指す。

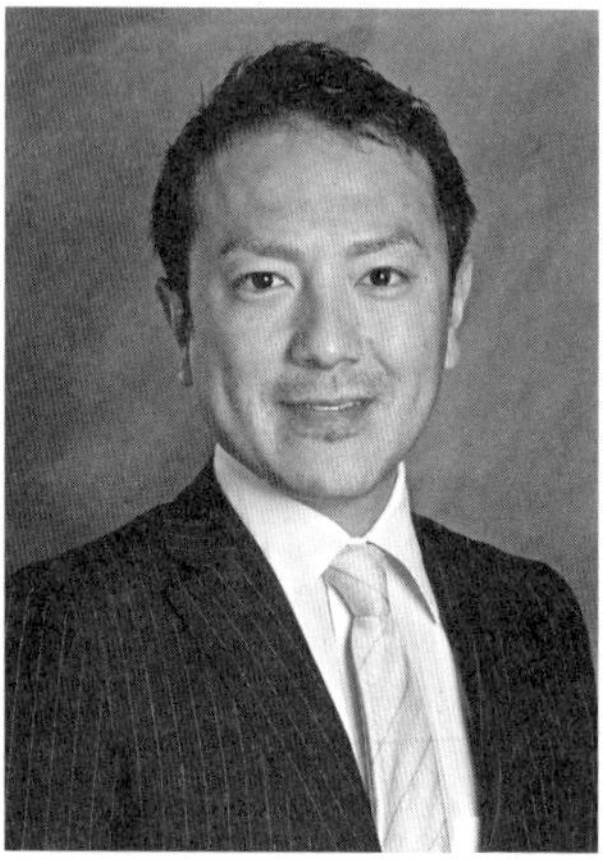

多保 学

医療法人社団幸誠会　理事長
日本歯科大学附属病院　臨床准教授
日本歯周病学会　指導医

埼玉県さいたま市生まれ。2004年に日本歯科大学を卒業。2006年から2009年まで日本歯科大学附属病院に勤務。同年から2010年まで町田市民病院歯科・口腔外科に勤務。2010年から2012年まで米国ロマリンダ大学インプラント科大学院に留学し、インプラント学を学ぶ。2015年にたぼ歯科医院を開業し、現在では浦和に２つの医院で「患者様に寄り添った医療の提供」に努めている。日本歯周病学会認定研修施設として歯科医師・歯科衛生士の教育にも力を入れ、歯周病学会認定医や歯周病学会認定歯科衛生士を複数輩出。自身が講師を務める複数のコースでは、企業と協力しながら全国の歯科医師の教育も行っている。
所属学会：日本歯周病学会、日本口腔外科学会、日本口腔インプラント学会、日本顎顔面インプラント学会、日本顎咬合学会、日本有病者歯科、アメリカインプラント学会、アメリカ歯周病学会、アメリカ大学院同窓会、米国ロマリンダ大学卒業生同窓会

中原維浩

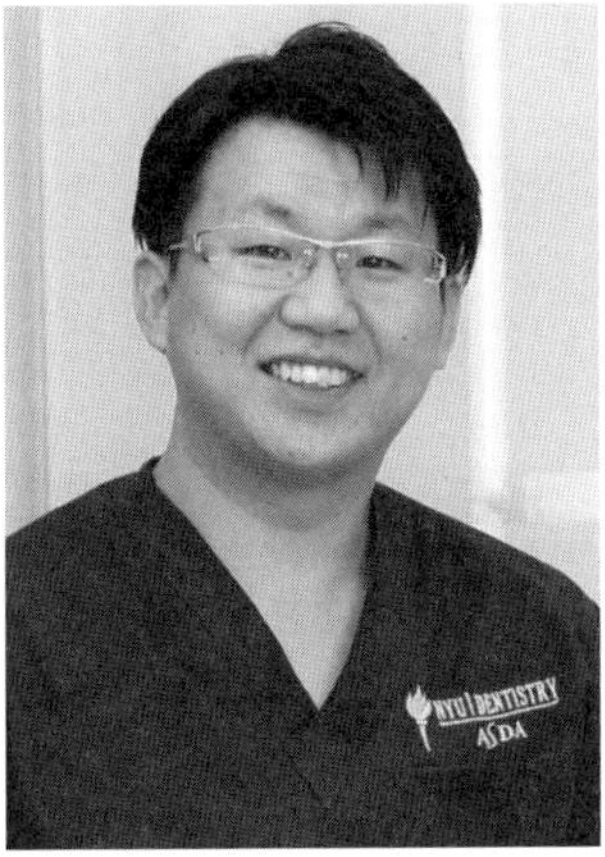

医療法人社団栄昂会　理事長
DECT株式会社　代表取締役社長
歯科医師　メディカルコーチ

2010年に東京歯科大学卒業。2011年に東京歯科大学千葉病院総合診療科研修修了。同年から神奈川県内勤務医をしながら世界14カ国の卒後研修を行う。2016年に医療法人社団栄昂会細田歯科医院を継承。2017年にDECT株式会社代表取締役社長に就任。2018年に戸塚駅前トリコ歯科医院を新規開業。2020年に医療法人社団栄昂会理事長に就任。

所属学会：ICD（国際歯科学士会）Fellow、日本アンチエイジング歯科学会常任理事・認定医、日本臨床歯科CADCAM学会関東甲信越支部役員、日本スウェーデン歯科学会理事、日本顎咬合学会認定医、ジャパンオーラルヘルス学会認定医、国際口腔インプラント学会Fellow、JFIR（日本病巣疾患研究会）会員、JSOM（日本オーソモレキュラー学会）会員。

下田孝義

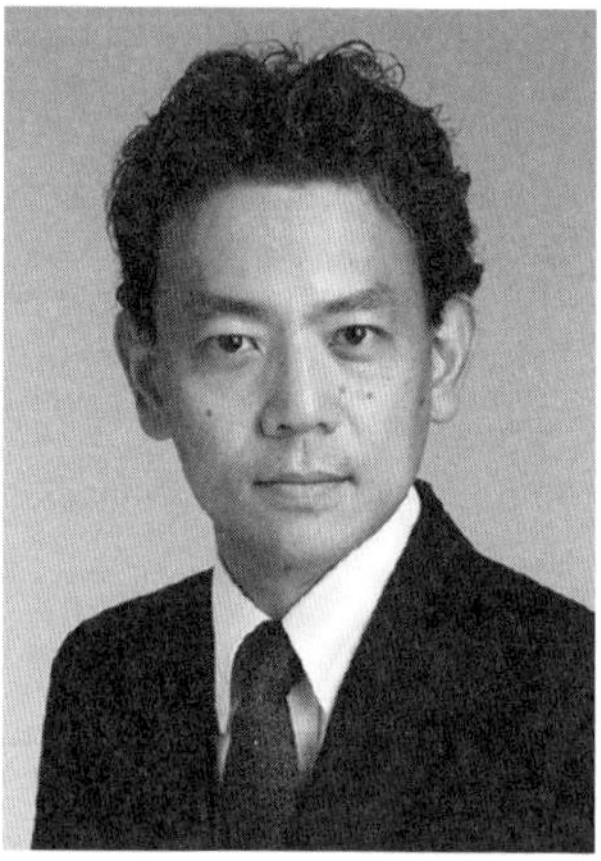

医療法人社団徹心会　理事長

1996年に日本大学松戸歯学部を卒業。医療法人社団慈康会橋口歯科医院勤務医を経て、2006年にハートフル歯科医院南口院、2008年にハートフル歯科医院北口院、2010年に三鷹ハートフル小児歯科医院を開院。日本顎咬合学会咬み合わせ認定医、歯科医師臨床研修指導歯科医、ヨシダ社CAD/CAMインストラクター、バイコン社インプラントインストラクター、鶴見大学歯学部小児歯科学講座研究生

今井恭一郎

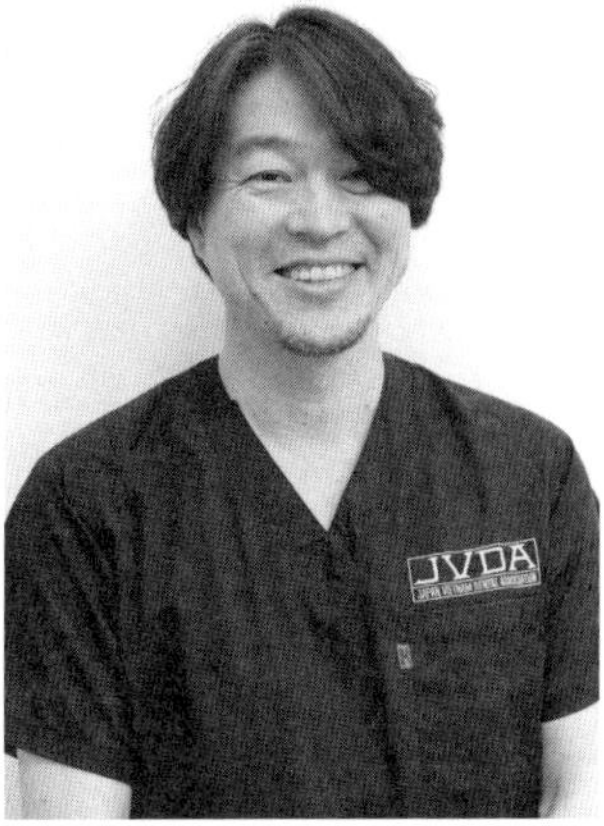

医療法人社団大志会　今井歯科
理事長・院長
歯科医師　博士（歯学）

1997年に明海大学を卒業。1998年に信州大学医学部附属病院特殊歯科口腔外科に勤務。2006年に今井歯科（現今井歯科EAST）を開院。2008年に医療法人社団大志会の理事長に就任。2010年に今井歯科分院（現今井歯科WEST）を開院。2017年に今井歯科クリニック八潮を開院。2019年に今井歯科HANAREを開院。2021年に今井歯科クリニック八潮を移転。ライフメディカルグループ（LMG）を創設し、現在に至る。
所属学会等：ICOI国際口腔インプラント学会DIPLOMATE（指導医）、IDIA国際口腔インプラント協会DIPLOMATE（指導医）、鶴見大学歯学部非常勤講師、Beyond Borders Dental Association理事、MID-G東日本支部役員、ネクストデンタルグループ代表（ISO9001/2015）、日本口腔外科学会、日本顎変形症学会、日本口腔インプラント学会、日本顎咬合学会、日本老年歯科医学会、摂食嚥下リハビリテーション学会

河野恭佑

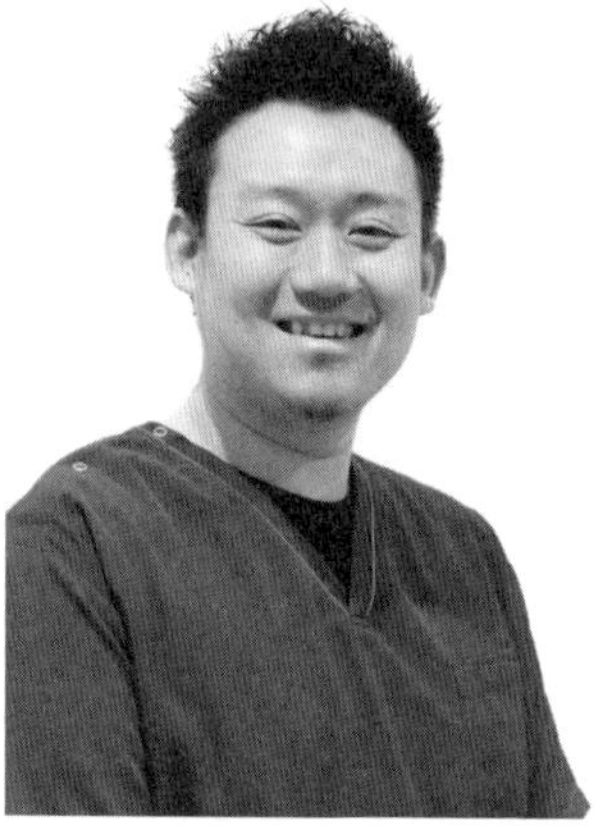

医療法人社団佑健会　理事長
株式会社デンタス 代表取締役社長

2009年に東京歯科大学を卒業し、東京歯科大学千葉病院に勤務。2010年に医療法人社団IC貴和会いしわだ歯科クリニックに勤務。2011年コウノ歯科医院の院長に就任。2014年に医療法人社団佑健会の理事長に就任。2016年KT歯科・矯正歯科を開院以降、千葉・埼玉・東京を拠点に現在までに25医院を開業し、分院展開している。専門医、歯科技工士、歯科衛生士、スタッフと連携を取るチーム医療を強みとし、患者にとって最善・最適な治療をするため日々、研鑽している。さらなる歯科業界の発展を目標に2020年株式会社デンタス代表取締役社長就任。

岡本佳明

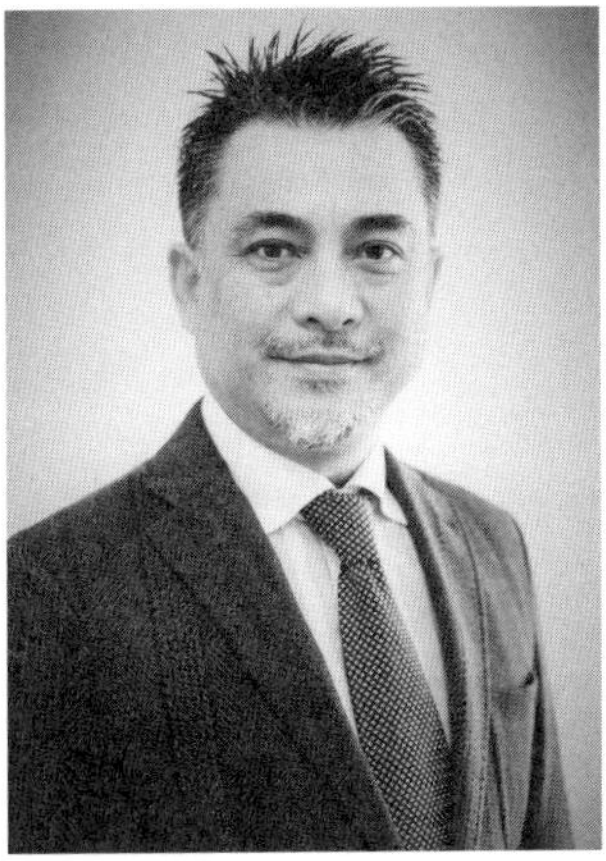

医療法人社団湧泉会　ひまわり歯科
理事長・院長

広島県生まれ。1992年に福岡歯科大学を卒業。熊本県開業医勤務、広島市開業医勤務後、1999年にひまわり歯科を開業。出身地である広島県海田町での開業以来、多くの皆さまにご支援いただき、2010年９月に同町内に移転し、2016年11月に同地に拡張、現在に至る。地域に根付いた歯科医療を提供することを第一に一世代だけでなくすべての世代にとってなくてはならない存在でありたい。そのために100年続く歯科医院であることを目指している。また「笑顔100年つながり愛」をコンセプトに、さらなる医療サービスの向上に努めている。

栂安理絵

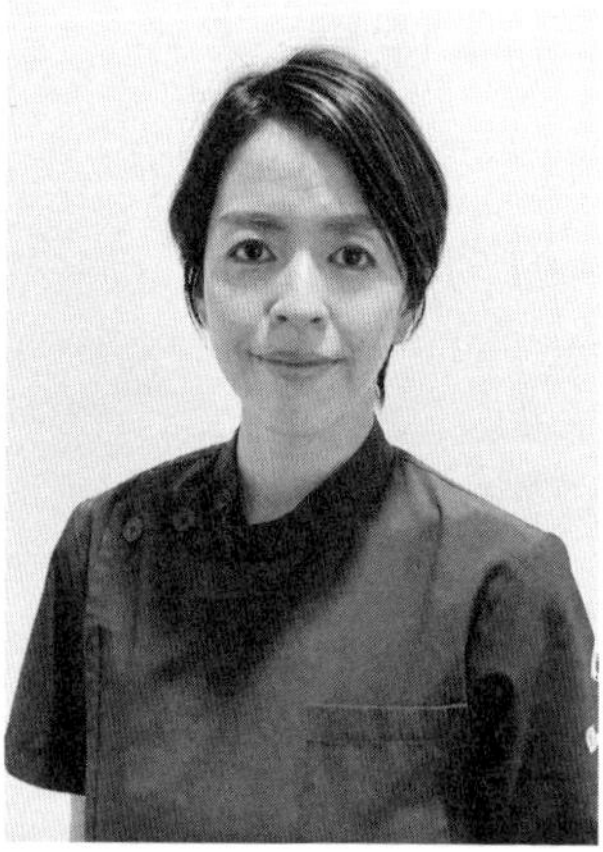

医療法人社団秀和会
つがやす歯科医院　理事長

歯学博士。北海道帯広市生まれ。2004年に東京歯科大学卒業。2008年に同大学大学院（歯科麻酔学）博士課程を修了。フリーランスの歯科麻酔認定医としてさまざまな歯科医院でインプラント手術時の麻酔を担当。2021年５月秀和会つがやす歯科医院の理事長に就任。２児の母。

髙橋耕一

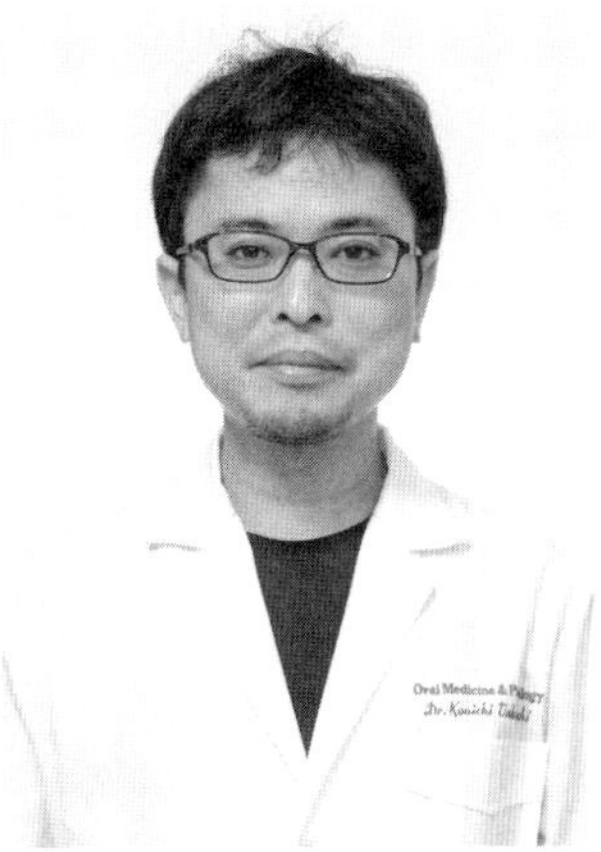

医療法人社団秀和会
つがやす歯科医院　院長

歯学博士。1979年北海道旭川市生まれ。2003年に北海道医療大学を卒業。同年つがやす歯科医院に勤務。2012年に北海道医療大学（口腔病理学）博士課程を修了。大学院ではインプラントのほか、ドライマウスや歯科心身症について学ぶ。2015年からは栂安秀樹先生の勧めで青年会議所に入会し、同世代の異業種の方々と共に「街づくり人づくり」について学ぶ。2020年よりつがやす歯科医院の院長に就任。

【著者プロフィール】

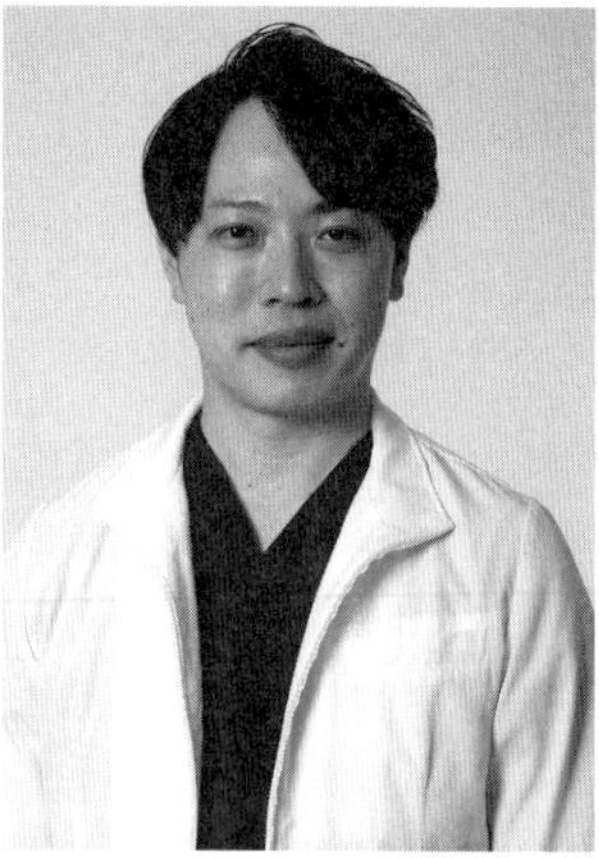

木下英明（きのしたひであき）

株式会社オール・デンタル・ジャパン　代表取締役
歯科医師・博士（歯学）

東京都生まれ。2007年東京歯科大学卒業。2011年東京歯科大学解剖学講座にて博士（歯学）の学位受領。同年同講座の助教、2013年東京歯科大学歯科理工学講座講師。2017年東京都江戸川区のこばやし歯科クリニックの副院長に就任し歯科医療に従事。2018年４月18日に歯科医療従事者向けの会員制プラットフォームである株式会社オール・デンタル・ジャパンを設立。歯科理工学講座で培った歯科材料・機器に関する知識を活かしてCADCAM関連のセミナー講師および「SHIKAKIN」という歯科材料系YouTuberとして活躍中。

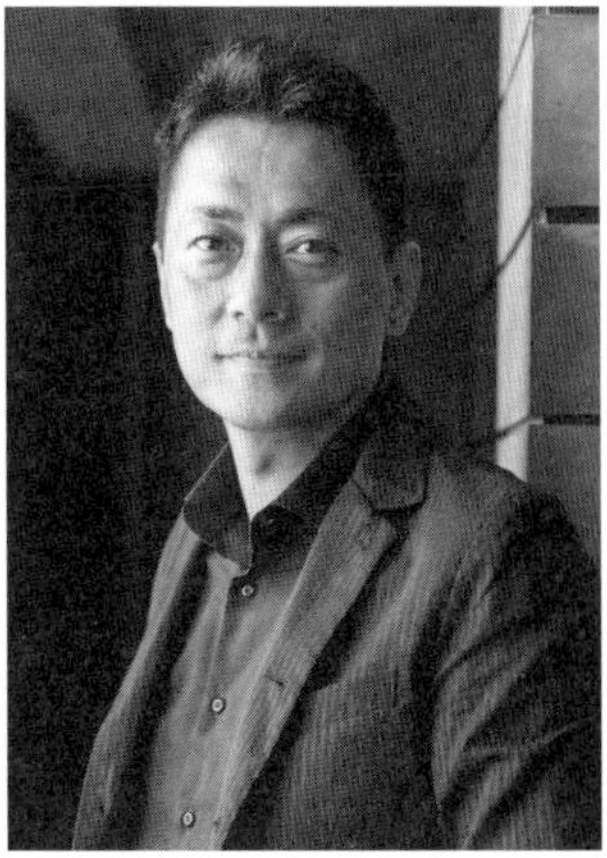

廣田祥司（ひろたしょうじ）

株式会社オール・デンタル・ジャパン　代表取締役

北海道生まれ。立教大学大学院ビジネスデザイン研究科博士課程前期課程修了（MBA：経営管理学修士）。大学卒業後、コンサルティングファームや外資系生命保険会社などを経て2005年医院開業、医院経営、医業承継などのコンサルティングを提供するフォーユーメディカル株式会社設立。2021年株式会社オール・デンタル・ジャパン代表取締役に就任。これまで3000以上の医療機関を支援。主な著書として、『メディカルマーケティング』（日経BP）や『歯科医院経営改善プログラム』（クインテッセンス出版）、『求人・採用＆育成・定着マニュアル』（デンタルダイヤモンド）、『パーソナルブランディング』（エーアイ出版）、『歯医者復活戦』（現代書林）などがある。

本書についての
ご意見・ご感想はコチラ

進化する歯科のチカラ
歯科医療最前線で闘う12人のプロフェッショナル

2021年11月8日　第1刷発行

著　者　　木下英明
　　　　　廣田祥司
発行人　　久保田貴幸

発行元　　株式会社 幻冬舎メディアコンサルティング
　　　　　〒151-0051　東京都渋谷区千駄ヶ谷4-9-7
　　　　　電話　03-5411-6440（編集）

発売元　　株式会社 幻冬舎
　　　　　〒151-0051　東京都渋谷区千駄ヶ谷4-9-7
　　　　　電話　03-5411-6222（営業）

印刷・製本　瞬報社写真印刷株式会社
装　丁　　株式会社 幻冬舎デザインプロ

ISBN 978-4-344-93675-1 C0047
幻冬舎メディアコンサルティングHP
http://www.gentosha-mc.com/